Uni-Taschenbücher 335

UTB
FÜR WISSEN
SCHAFT

Eine Arbeitsgemeinschaft der Verlage

Wilhelm Fink Verlag München
Gustav Fischer Verlag Jena und Stuttgart
Francke Verlag Tübingen
Paul Haupt Verlag Bern · Stuttgart · Wien
Hüthig Verlagsgemeinschaft
Decker & Müller GmbH Heidelberg
Leske Verlag + Budrich GmbH Opladen
J. C. B. Mohr (Paul Siebeck) Tübingen
Quelle & Meyer Heidelberg · Wiesbaden
Ernst Reinhardt Verlag München und Basel
F. K. Schattauer Verlag Stuttgart · New York
Ferdinand Schöningh Verlag Paderborn · München · Wien · Zürich
Eugen Ulmer Verlag Stuttgart
Vandenhoeck & Ruprecht in Göttingen und Zürich

Kursus der medizinischen Terminologie

Von

Werner Friedrich Kümmel
Helmut Siefert

6. Auflage

Mit 4 Abbildungen und 2 Tabellen

Schattauer Verlag Stuttgart – New York

Prof. Dr. phil. Werner Friedrich Kümmel, Jahrgang 1936. Ab 1970 am Senckenbergischen Institut für Geschichte der Medizin der Universität Frankfurt am Main, 1973 Habilitation, 1976–1985 am Medizinhistorischen Institut der Universität Mainz, 1986–1988 Leiter des Instituts für Geschichte der Medizin der Robert-Bosch-Stiftung in Stuttgart, seither des Medizinhistorischen Institut der Universität Mainz.

Prof. Dr. med. Helmut Siefert, Jahrgang 1939. Seit 1971 am Senckenbergischen Institut für Geschichte der Medizin der Universität Frankfurt am Main.

1. Auflage 1974
2. Auflage 1976
3. Auflage 1980
4. Auflage 1984
5. Auflage 1988

Die Deutsche Bibliothek – CIP-Einheitsaufnahme

Kümmel, Werner Friedrich:
Kursus der medizinischen Terminologie / von Werner Friedrich Kümmel ; Helmut Siefert. – 6. Aufl. – Stuttgart ; New York : Schattauer, 1992
(UTB für Wissenschaft : Uni-Taschenbücher ; 335)
Beil. u.d.T.: Lohölter, Reinhard: Gruppenarbeit im Kursus der medizinischen Terminologie
ISBN 3-7945-1495-5
NE: Siefert, Helmut:; Lohölter, Reinhard: Gruppenarbeit im Kursus der medizinischen Terminologie; UTB für Wissenschaft / Uni-Taschenbücher

F. K. Schattauer Verlagsgesellschaft mbH,
Lenzhalde 3, 7000 Stuttgart 1,
Germany

Printed in Germany

Satz und Druck: Allgäuer Zeitungsverlag GmbH, Kempten/Allgäu

Vorwort zur sechsten Auflage

Für die neue Auflage haben wir das Abkürzungs- und Literaturverzeichnis revidiert, das Buch aber in seinen übrigen Teilen unverändert gelassen. Das Beiheft „Gruppenarbeit im Kursus der medizinischen Terminologie" von Reinhard Lohölter und Helmut Siefert, das bisher separat beigelegt war, ist jetzt als Kapitel X vor dem Register in das Buch eingefügt worden.

Mainz und Frankfurt am Main, Februar 1992

Werner Friedrich Kümmel
Helmut Siefert

Vorwort zur fünften Auflage

Für die neue Auflage haben wir eine Reihe von Verbesserungen und Ergänzungen vorgenommen, die Anlage des Buches im ganzen aber nicht verändert. Hinzugefügt haben wir die Buchstaben des griechischen Alphabets mit entsprechenden Beispielen, vermehrt wiederum die an den Anfang gestellten Textstücke, die als „Denkanstöße zum Thema" dienen sollen.

Stuttgart und Frankfurt am Main, Juli 1988

Werner Friedrich Kümmel
Helmut Siefert

Vorwort zur dritten Auflage

Die Approbationsordnung für Ärzte, die zum Winter 1972/73 in vollem Umfang in Kraft trat, schrieb erstmals einen „Kursus der medizinischen Terminologie" als Pflichtveranstaltung im vorklinischen Abschnitt des Medizinstudiums vor. Die Fachsprache der Medizin ist allerdings ein weites Feld, so daß es schwierig ist, den Studienanfänger innerhalb eines Semesters sinnvoll in sie einzuführen. Um so notwendiger ist eine wohlüberlegte Auswahl und Darbietung des Stoffes. Dieses Taschenbuch beschränkt sich darauf, die sprachlichen Grundlagen der anatomischen Nomenklatur und der klinischen Terminologie in einem Minimalprogramm zu vermitteln. Sprachliche – nicht sachliche – Gliederungsprinzipien, wie wir sie dabei zugrundegelegt haben, besitzen im medizinisch-terminologischen Unterricht nach unseren Erfahrungen durchaus einen didaktischen Wert. Das bedarf, soweit es um die lateinischen Deklinationen geht, angesichts der inzwischen erheblichen Zahl von Studenten ohne Lateinkenntnisse keiner Begründung. Aber auch im vierten Abschnitt des Buches erwies sich eine sachliche Anordnung als unzweckmäßig, weil viele Wortelemente als Bestandteile von Begriffen verschiedener medizinischer Fächer vorkommen.

Unser Buch ist auf begleitenden Unterricht angelegt. Daher nennen wir wohl für anatomische Termini, für Wortelemente und für Einzelbegriffe Bedeutungen, nicht hingegen für die angeführten Beispiele. Bedeutungsumfang und -varianten wichtiger Begriffe und Wortelemente lernt der Student am besten dadurch kennen, daß er sich mit Hilfe des Registers die Bestandteile der Beispiele verständlich macht und sich dabei zusätzlich im Umgang mit medizinischen Lexika und Lehrbüchern übt. Wie die Erläuterung der Beispiele, so bleiben auch allgemeine Probleme der medizinischen Fachsprache dem Unterricht vorbehalten (z. B. Charakteristika und Entwicklung; Terminologie und Nomenklatur; Synonyme, Homonyme, Eponyme; Fachsprache und Umgangssprache).

Für die dritte Auflage haben wir die Stoffauswahl sorgfältig überprüft und an vielen Stellen verändert. Dabei haben wir einmal die lateinischen Begriffe in der klinischen Terminologie stärker berücksichtigt, zum andern einen Abschnitt mit ausgewählten Beispielen für die Anwendung der medizinischen Fachsprache neu hinzugefügt. Trotz dieser Ergänzungen ist auch die Neuauflage kein umfassendes Lehrbuch, sondern ein knapper, auf Studienanfänger abgestimmter Leitfaden, der den Unterricht erleichtern soll, ihn aber nicht ersetzen kann. Von seiner Anlage her ist das Buch dabei – das sei angesichts des untenstehenden Hinweises betont – für jedes didaktische Konzept offen.

Unser besonderer Dank gilt auch diesmal wieder dem F. K. Schattauer Verlag für die verständnisvolle Zusammenarbeit sowie für die sorgfältige und schnelle Drucklegung. Außerdem danken wir Herrn Dr. med. Peter Schlepper, Frankfurt am Main, für seine Mitarbeit an Kapitel VI, Abschnitt C.

Mainz und Frankfurt am Main, im November 1979

Werner Friedrich Kümmel
Helmut Siefert

Inhaltsverzeichnis

Denkanstöße zum Thema

»Nisi enim nomen scieris, cognitio rerum perit.« »Wenn du keinen Begriff kennst, hört die Erkenntnis der Dinge auf.«

Isidor von Sevilla: Etymologiarum sive originum libri XX (um 600)

»Was ist Originalität? Etwas *sehen,* das noch keinen Namen trägt, noch nicht genannt werden kann, ob es gleich vor aller Augen liegt. Wie die Menschen gewöhnlich sind, macht ihnen erst der Name ein Ding überhaupt sichtbar. – Die Originalen sind zumeist auch die Namengeber gewesen.«

Friedrich Nietzsche: Die fröhliche Wissenschaft (1886)

»Wenn es ein Gewinn für die Wissenschaften ist, oft wiederkehrende Erscheinungen, deren Zusammenhang wir nicht einsehen, durch abstrakte Ausdrücke zu bezeichnen, so führt dagegen diese Bezeichnung auch den Nachtheil mit sich, daß sie den Forschungsgeist einschläfert, da man (um mich eines analytischen Gleichnisses zu bedienen) durch den langen Gebrauch x und y nach und nach als bekannte Größen betrachtet, und mit dem *Bedürfnis der Sprache* auch das *Bedürfnis des Verstandes* befriedigt wähnt. Eine gewisse Ausbildung der Sprache, eine solche nemlich, welche der Ausbildung der Ideen *voreilt,* kann daher oft den Fortschritten des Denkens hinderlich seyn ...«

Alexander von Humboldt:
Versuche über die gereizte Muskel- und Nervenfaser ... (1797)

»... überall ist hier die *Sprache* erkrankt, und auf der ganzen menschlichen Entwicklung lastet der Druck dieser ungeheuerlichen Krankheit. Indem die Sprache fortwährend auf die letzten Sprossen des ihr Erreichbaren steigen mußte, um, möglichst ferne von der starken Gefühlsregung, der sie ursprünglich in aller Schlichtheit zu entsprechen vermochte, das dem Gefühl Entgegengesetzte, das Reich des Gedankens zu erfassen, ist ihre Kraft durch dieses übermäßige Sichausrecken in dem kurzen Zeitraum der neueren Zivilisation erschöpft worden: so daß sie nun gerade das nicht mehr zu leisten vermag, wessentwegen sie allein da ist: um über die einfachsten Lebensnöte die Leidenden miteinander zu verständigen.«

Friedrich Nietzsche: Unzeitgemäße Betrachtungen, viertes Stück (1876)

»Ich sehe demnach nichts Besseres für mich, als die Methode der Ärzte nachzuahmen, welche glauben, ihren Patienten sehr viel genutzt zu haben, wenn sie einer Krankheit einen Namen geben ...«

Immanuel Kant: Versuch über die Krankheiten des Kopfes (1764)

»Zweifellos steht der terminologische Erfindungssinn bei der Herzneurose in einem krassen Mißverhältnis zu dem Bestand an gesicherten Befunden.«

Horst Eberhard Richter u. Dieter Beckmann: Herzneurose (1969)

»Wir machen in der Medizin immer wieder die Erfahrung, daß sich Termini auch dann nicht mehr ausmerzen oder durch andere ersetzen lassen, wenn sich herausstellt, daß die Vorstellungen, die ihnen zugrunde liegen, falsch sind. Es ist leichter zu erreichen, daß sich die alten Worte mit der Zeit einem neuen Vorstellungsinhalt anpassen, als neue Worte einzuführen.«

Thure von Uexküll: Grundfragen der psychosomatischen Medizin (1963)

»Kann eigentlich Fremdwörter nicht leiden. Aber mitunter sind sie doch ein Segen. Wenn ich so zwischen Hydropsie und Wassersucht die Wahl habe, bin ich immer für Hydropsie. Wassersucht hat so was kolossal Anschauliches.«

Theodor Fontane: Der Stechlin (1898)

»... die Studenten sollen eine Standessprache erlernen, die eine Verständigung Arzt–Patient erschwert und schon durch die Sprache den Beruf des Arztes unangreifbar erscheinen läßt.«

»... Ganovensprache der Ärzte«, »... ihr Spezialdialekt beim Geschäft mit der Krankheit ...«

Studentische Flugblätter (Frankfurt 1978, Heidelberg 1975)

»Fachsprachen sind Subsysteme natürlicher Sprachen. Sie entstehen und verändern sich unter den Bedingungen der Arbeitsteilung in der Gesellschaft als spezifische Formen der sprachlichen Kommunikation zwischen den an einer speziellen Aufgabe beteiligten Personen. Daher sind sie auch stets an den sich wandelnden historischen (sozioökonomischen und soziokulturellen) ‚Kontext' gebunden.«

L. Drozd und W. Seibicke: Deutsche Fach- und Wissenschaftssprache (1973)

»Fachsprache ist das Mittel einer optimalen Verständigung über ein Fachgebiet unter Fachleuten; sie ist gekennzeichnet durch einen spezifischen Fachwortschatz und spezielle Normen für die Auswahl, Verwendung und Frequenz gemeinsprachlicher lexikalischer und grammatischer Mittel; sie existiert nicht als selbständige Erscheinungsform der Sprache, sondern wird in Fachtexten aktualisiert, die außer der fachsprachlichen Schicht immer gemeinsprachliche Elemente enthalten.«

Wilhelm Schmidt: Charakter und gesellschaftliche Bedeutung der Fachsprache. In: Sprachpflege 18 (1969)

I. Zur Schreibweise, Aussprache und Betonung lateinischer und latinisierter Wörter in der Medizin

A. Jeder Vokal (a, e, i, o, u, y) kann lang (z. B. ō) oder kurz (z. B. ŏ) sein. Die Umlaute ae und oe und der Diphthong au sind immer lang.

Nach den Pariser Nomina Anatomica (PNA, 1955) sollen die Umlaute ae und oe (außer bei der lateinischen Flexionsendung -ae) als e geschrieben und gesprochen werden. Das hat sich jedoch im deutschen Sprachbereich noch nicht endgültig durchgesetzt, v. a. beim Umlaut oe und bei klinischen Begriffen. In eingedeutschter Form werden die Umlaute ae und oe als ä und ö geschrieben.

Beispiele: peritoneum (statt peritonaeum); esophagus (statt oesophagus), aber Ösophaguskarzinom.

In den Vokalverbindungen e-u, e-i und o-i werden die Vokale stets *getrennt* ausgesprochen: malle-us, interosse-i, thyro-ide-us.

B. Der Buchstabe **c,** ursprünglich wie **k** gesprochen, wurde später vor *hellen Vokalen* (e, i, y) und vor den *Umlauten* ae und oe als **z** gesprochen und in eingedeutschter Form mit z geschrieben.

Beispiele: cellula, Zelle; facies, Fazialislähmung; ductus cysticus, Zyste.

Vor *dunklen Vokalen* (a, o, u), vor *au* und vor *Konsonanten* wird c als **k** gesprochen und in eingedeutschter Form mit k geschrieben.

Beispiele: canalis, Kanal; colon, Kolik; cutis, subkutan; cauda, Kauda-Syndrom; ductus, clavicula.

Beispiele für beide Schreibweisen und Ausspracheformen in einem Terminus:

Appendicitis acuta, akute Appendizitis; occiput, Okzipitalneuralgie; Carcinoma cervicis uteri, Zervixkarzinom; Ductus thoracicus (aber Nervi thoracici).

C. Die Buchstabenverbindung **-ti-,** ursprünglich als -ti- gesprochen, wurde später vor Vokalen als **-zi-** gesprochen und in eingedeutschter Form am Wortende mit z geschrieben.

Beispiele: substantia, Substanz; Sectio, Sektion; aber intimus, Konstitution.

D. Betonung

1. Die Betonung (im folgenden durch einen Punkt unter dem Vokal der betonten Silbe gekennzeichnet) liegt im Lateinischen nie auf der letzten Silbe. Dies gilt auch für latinisierte griechische Wörter. Die Betonung geht aber auch nicht über die drittletzte Silbe zurück, d. h. sie liegt immer auf der *vorletzten* oder auf der *drittletzten* Silbe.

2. Die Betonung hängt ab von der *Länge* oder *Kürze* der *vorletzten* Silbe:
   Ist die vorletzte Silbe *lang,* hat sie die Betonung; ist die vorletzte Silbe *kurz,* wird die drittletzte Silbe betont.
   Beispiele: mụscŭlus, aber musculōrum; fạscĭa, aber fascịcŭlus und fasciculọ̄rum.

3. Eine Silbe ist entweder von Natur lang oder sie gilt als lang.
   a) Eine Silbe *ist lang* bei langem Vokal oder bei Diphthong, sie *ist kurz* bei kurzem Vokal.
      Beispiele: forạ̄men, oesọphăgus; duodẹ̄num, hụmĕrus; vagị̄na, tụnĭca; pylọ̄rus, arterịŏla (aber Arteriōle!); fissụ̄ra, glạndŭla.
   b) Eine Silbe *gilt als lang,* wenn auf einen kurzen Vokal zwei oder mehr Konsonanten (bzw. der Doppelkonsonant x) folgen. Diese „Positionslänge“ wird trotz ihrer Betonung kurz gesprochen.
      Beispiele: ligamẹntum, menịscus, medụlla, Adnẹxe.
      Ausnahme: Die Silbe gilt jedoch nicht als lang, wenn ein Verschlußlaut („Muta“: b, p, d, t, g, k, c) ohne einen vorangehenden Konsonanten vor einem Fließlaut („Liquida“: l, r) steht.
      Beispiele: mụltiplex, vẹrtebra, cẹrebrum (aber cerebẹllum, fenẹstra).

4. *Ein Vokal vor einem anderen Vokal ist stets kurz.*
   Beispiele: fọvĕa, lịngŭa, artẹrĭa, fạcĭes (aber Gen. Sing. faciẹ̄i!).

Das gilt jedoch nicht für viele Begriffe, die aus dem Griechischen stammen bzw. ganz oder teilweise aus griechischen Wortelementen neu gebildet sind.

Beispiele: trachẹ̄a, periton(a)ẹ̄um, Artẹria meningẹ̄a, Micrococcacēae, Anaemịa perniciọsa (perniziöse Anämie).

II. Zur Bildung medizinischer Begriffe auf der Grundlage der lateinischen und griechischen Sprache

A. Wortelemente

1. Präfixe (Vorsilben)
2. Wortstämme (v. a. Substantive, Adjektive)
3. Kompositionsvokale (Bindevokale)
4. Suffixe (Nachsilben)
5. Flexionsendungen

B. Typen der Bildung medizinischer Begriffe

1. Terminusbildung aus einzelnen Wörtern durch Attribute

a) *adjektivische Attribute* (diese stehen – anders als im Deutschen – in der Regel *hinter* dem Wort, das sie näher bestimmen):
N. vagus, V. cava superior, V. pulmonalis inferior dextra; Typhus abdominalis, Anaemia perniciosa (perniziöse Anämie)

b) *Genitivattribute:*
Arcus aortae, Lig. capitis femoris; Ulcus ventriculi, Angina pectoris; Foramen venae cavae (Genitivus objectivus!)

c) *Apposition:*
Mm. rotatores, Gl. parotis; Herpes zoster, Morbus Addison, Morbus Bechterew-Strümpell-Marie

d) *präpositionales Attribut:*
Aditus ad antrum; Foetor ex ore, Carcinoma in situ

Beispiele für Terminusbildung durch *verschiedenartige Attribute:*
A. cerebelli inferior anterior
Ductus lobi caudati dexter
M. flexor digitorum longus
M. sphincter ductus choledochi

Vagina tendinis musculi extensoris pollicis longi
Flexura coli dextra; aber: A. colica dextra
Ramus communicans cum chorda tympani
Luxatio coxae congenita
Malum perforans pedis (Mal perforant du pied)

2. Terminusbildung aus mehreren Wortelementen durch Komposition (Wortzusammensetzung)

a) Bildung der Composita aus verschiedenen Wortelementen

aa) aus *Wortstämmen:*
aus Substantiven: Myo-kard, Granulo-zyten, Pyloro-spasmus
aus Adjektiven: Glyko-gen, thermo-phil
aus Adjektiv und Substantiv: Leuko-zyten, Olig-urie
aus Substantiv und Adjektiv: bili-fer, hepato-gen, bakteri-zid

bb) aus *Präfixen und Wortstämmen:*
aus Präfix und Wortstamm: Endo-kard, Hyper-tonus, de-ferens, Anti-gen
aus (mehreren) Präfix(en) und (mehreren) Wortstämm(en): inter-meta-carpeus, Hypo-glyk-ämie, Adeno-hypo-physe, Hemi-an-opsie, Post-chole-zyst-ek-tomie-syn-drom

cc) aus *Wortstämmen und Suffixen:*
aus Wortstamm und Suffix: Arteri-ole, gastr-ic-us, Gastr-itis
aus (mehreren) Wortstämm(en) und (mehreren) Suffix(en): hepato-gastr-ic-us, Pyelo-nephr-itis, Vas-kul-ar-isation, cereb-ello-thalam-ic-us

dd) aus *Präfixen, Wortstämmen und Suffixen:*
sub-lingu-al-is, Peri-kard-itis, Inter-kost-al-neur-alg-ie, Pseudo-hypo-para-thyreo-id-ismus

b) Zur logischen Struktur von Composita

aa) Determinative Zusammensetzung

Wenn in einem Compositum ein Bestandteil den anderen näher bestimmt, die Bestandteile sich also nicht mit „und“ verknüpfen lassen, liegt eine *determinative* („bestimmende“) Wortzusammensetzung vor. *Präfixe* und *Suffixe* haben immer eine determinative Funktion: Endokard, Arthrose, Perikarditis.

Bei der Zusammensetzung von *Wortstämmen* steht im Griechischen, Deutschen und Lateinischen derjenige Bestandteil, der eine nähere Bestimmung enthält, in der Regel *vor* dem Bestandteil, den er näher bestimmt – unabhängig davon, ob es sich um Adjektive oder Substantive handelt:
Erythrozyt, Angiographie (vgl. dagegen Myokard!); Kleinhirn, Venenentzündung; fungizid.
Das wird an folgenden Beispielen besonders deutlich:
Hämaturie, aber Urämie; Splitterbruch, aber Bruchsplitter; Nierenbecken, aber Beckenniere.
Nur aus *Substantiven* gebildete Composita sind im Lateinischen selten (z. B. aquae-ductus), nicht aber im Griechischen und im Deutschen. Um mehrere Substantive miteinander zu verbinden, bedient sich die lateinische Sprache im allgemeinen des *Genitivattributs:* Apex radicis dentis, wörtlich übersetzt „die Spitze der Wurzel des Zahns". Im Deutschen läßt sich daraus ein zusammengesetztes Wort bilden: „Zahnwurzelspitze". Das *Compositum* enthält die drei Begriffe in genau *umgekehrter* Reihenfolge.
Denselben Aufbau wie im Deutschen haben zusammengesetzte Bezeichnungen, die auf der Grundlage der griechischen Sprache und nach deren Vorbild auch aus lateinischen Wörtern gebildet sind.

Beispiele: Nephro-litho-tomie: operative Entfernung (-tomie) eines Steins (litho-) der Niere (nephro-), in *einem* Wort: Nierensteinentfernung;

Poly-arthr-itis: Entzündung (-itis) von Gelenken (arthro-), und zwar von vielen (poly-), d. h. Entzündung zahlreicher Gelenke;

Tendo-vagin-itis: Entzündung (-itis) der Scheide (vagina) der Sehne (tendo), d. h. Sehnenscheidenentzündung.

(Vgl. dagegen den anatomischen Terminus Vagina tendinis, Sehnenscheide!)

bb) Kopulative Zusammensetzung

Wenn Bestandteile eines aus Substantiven gebildeten Compositums einander nicht näher bestimmen, sondern nebeneinander stehen und mit „und" verknüpft werden können, spricht man von *kopulativer* („verbindender") Wortzusammensetzung.

Beispiele: costo-vertebr-alis, zu Rippe *und* Wirbel gehörig; Articulationes costovertebrales: die Gelenke zwischen Rippen *und* Wirbeln;
M. sterno-cleido-mastoideus: der Muskel, der Brustbein *und* Schlüsselbein *und* Warzenfortsatz verbindet.

cc) *Determinativ und kopulativ gemischte Zusammensetzung*

Beispiele: Hepato-spleno-megalie: Vergrößerung (-megalie) *der* Milz (Spleno-) *und* der Leber (Hepato-), d. h. Leber-Milz-Vergrößerung;
Zysto-pyelo-nephr-itis: Entzündung (-itis) *der* Niere (Nephro-) *und* des Nierenbeckens (Pyelo-) *und* der Harnblase (Zysto-), d. h. Blasen-, Nierenbecken- und Nierenentzündung.

c) Lautliche Veränderungen an den Nahtstellen (Wortfugen) von Composita

aa) Wortzusammensetzung *ohne* lautliche Veränderung oder Zusatz:
ad-ductor, Nephro-litho-tomie

bb) *Vokalschwund:*
Gl. par-otis (para-), Nephr-ektomie (Nephro-), Psych-iatrie (Psyche)

cc) Einfügung eines *Kompositonsvokals* (Bindevokals): falc-i-formis, Hepat-o-splen-o-megalie (vgl. dazu Abschnitt C)

dd) *Konsonantenschwund:*
a-scendens (ad-), di-latator (dis-), Co-enzym (con- bzw. cum-), Sy-stole (syn-)

ee) Einfügung eines *Konsonanten:*
Abs-zeß (ab-), An-ämie (a-)

ff) *Assimilation:* Bei Wortzusammensetzungen mit Präfixen werden aufeinanderstoßende Konsonanten oft angeglichen.
Beispiele: ac-cessorius (ad-), ap-pendix (ad-), Kol-laps (con- bzw. cum-), Em-bolie (en-), oc-ciput (ob-), Sym-biosc (syn-)

3. Beispiele für Terminusbildung durch Attribute und Komposition

M. sternocleidomastoideus
Articulatio incudostapedia
M. sphincter ampullae hepatopancreaticae (Sphincter Oddi)
Meningoencephalitis tuberculosa
Morbus haemolyticus neonatorum
Poliomyelitis anterior acuta (spinale Kinderlähmung, Heine-Medinsche Krankheit, Polio)

4. Beispiele für seltene Terminusbildung

Aquaeductus (Aqueductus) cerebri
Mm. palati et faucium
Vagina tendinum musculorum abductoris longi et extensoris brevis pollicis
M. levator labii superioris alaeque nasi
Atresia ani et recti
Pustulosis palmaris et plantaris
Dura mater encephali, Dura mater spinalis

C. Kompositionsvokale (Bindevokale)

Bei Wortzusammensetzungen, die aus Substantiven, aus Substantiven und Adjektiven oder aus Adjektiven gebildet sind, werden die Wortstämme meist durch einen Kompositionsvokal verbunden. Das geschieht immer, wenn der vorhergehende Wortstamm mit einem Konsonanten endet und der folgende mit einem Konsonanten beginnt. Wenn der vorhergehende Wortstamm mit einem Vokal endet und der folgende mit einem Konsonanten beginnt, wird der Stammauslaut in den meisten Fällen durch einen Kompositionsvokal ersetzt, oder es wird ein solcher zusätzlich eingefügt.
Ohne Rücksicht auf den konsonantischen oder vokalischen Stammauslaut des vorangehenden Wortstammes ist dieser Kompositionsvokal:

a) in *rein lateinischen* Composita **-i-**:
   Beispiele: quadr-i-ceps, tuberos-i-tas, Oss-i-fikation, Su-i-zid

b) in *rein griechischen* Composita **-o-**:
Beispiele: Dermat-o-logie, Psych-o-logie (Psyche!), Trache-o-tomie (trachea!), Arteri-o-sklerose (arteria!); vgl. auch Röntgen-o-loge

c) in *lateinisch-griechisch gemischten* Composita **-o-**:
Beispiele: kanzer-o-gen, Varik-o-zele, Splen-o-port-o-graphie (porta!)

d) Auch in Zusammensetzungen *lateinischer* Begriffe, die in neuerer Zeit nach dem Vorbild griechischer Composita geprägt wurden, ist der Kompositionsvokal häufig **-o-**:
Beispiele: cost-o-vertebralis (costa!), vas-o-motorisch, Lakt-o-flavin.

III. Die lateinischen Deklinationen, vorwiegend in der anatomischen Nomenklatur

A. Allgemeine Vorbemerkungen

Bei der Deklination lateinischer Substantive (Hauptwörter) und Adjektive (Eigenschaftswörter) müssen drei Merkmale beachtet werden:

die *Zahl* (Numerus)
der *Fall* (Casus)
das *Geschlecht* (Genus)

Es gibt *Singular* (Einzahl) und *Plural* (Mehrzahl). Von den lateinischen Fällen werden im folgenden nur der *Nominativ* und der *Genitiv* (Singular und Plural) berücksichtigt, da andere Fälle in der medizinischen Fachsprache nur selten vorkommen. Die lateinische Sprache kennt wie die deutsche *drei Geschlechter:*

Maskulinum (mask., m.) = männlich
Femininum (fem., f.) = weiblich
Neutrum (neutr., n.) = sächlich

Da im Lateinischen ein Artikel fehlt, kommt es bei der Deklination der Substantive und Adjektive allein auf die *Flexionsendungen* an, die an den Wortstamm angehängt werden.

Nach dem verschiedenen Stammauslaut werden fünf Deklinationen unterschieden und benannt:

	Nom. Sing.	Wortstamm
1. a-Deklination auf *-a*	z. B. vẹna	vena-
2. o-Deklination auf *-us* oder *-um*	z. B. mụsculus ligamẹntum	musculo- ligamento-
3. konsonantische und i-Deklination mit *verschiedenen* Endungen im Nominativ Singular und *verschiedenem* Stammauslaut	z. B. tẹndo fẹmur pẹlvis	tendin- femor- pelv(i)-
4. u-Deklination auf *-us* oder *-u*	z. B. dụctus	ductu-
5. e-Deklination auf *-es*	z. B. fạcies	facie-

Die *Adjektive* gehören entweder zur a- und o-Deklination oder zur konsonantischen und i-Deklination.

B. Substantive der a-Deklination

	Geschl.	Nom. Sing.	Gen. Sing.	Nom. Plur.	Gen. Plur.
z. B.	fem.	**-a** vẹna	**-ae** vẹnae	**-ae** vẹnae	**-ārum** venā̩rum

Anatomische Termini

ạla, ạlae, f.	flügelartiger Fortsatz (v. a. bei Knochen)
ampụlla	Ausbuchtung, „Ampulle“
aọrta	Hauptschlagader, Aorta
apertụ̄ra	Öffnung (v. a. bei Knochen)
arachnoịdea	„Spinngewebshaut“
nur in:	
Arachnoịdea encẹphali	(äußere) weiche Hirnhaut
Arachnoịdea spinạlis	(äußere) weiche Rückenmarkshaut
artẹria	Arterie, Schlagader
arteriọla	Arteriọle, kleinste Schlagader
aurịcula	1. Ohrmuschel (→ auris) 2. Herzohr
axịlla	Achselhöhle
bụrsa	beutelförmiger Hohlraum (v. a. Schleimbeutel)
cạpsula	Kapsel (bei Gelenken und Organen)
cạuda	Endteil eines Organs
cẹllula	„Zelle“, kleiner Hohlraum (in Knochen)
choroịdea (chorioịdea)	Aderhaut des Auges (→ choroideus)
clavịcula	Schlüsselbein
cọchlea	Schnecke des Innenohres
colụmna	Säule, säulenähnlicher Organteil
commissụ̄ra	Verbindung von Weichteilen oder Nervenzentren
cọncha	Muschel (v. a. an Ohr oder Nase)

conjunctị̄va	Bindehaut des Auges (JNA, PNA: Tụnica conjunctị̄va)
cọrnea	Hornhaut des Auges
cọsta	Rippe
cọxa	Hüfte
crịsta	Kante, Leiste (v. a. bei Knochen)
curvatụ̄ra	Krümmung (des Magens)
decịdua	Schleimhaut des schwangeren Uterus
eminẹntia	kleiner Vorsprung (v. a. bei Knochen)
fạscia	Bindegewebshülle (v. a. bei Muskeln) (→ fasciculus)
fenẹstra	fensterartige Öffnung (zwischen Mittel- und Innenohr)
fịbra	Faser
fịbula	Wadenbein (→ peroneus)
fissụ̄ra	Spalte
flexụ̄ra	Krümmung (im Darmtrakt)
fọssa	Graben, Furche (oft bei Knochen)
fọvea	Grube, rundliche Vertiefung (oft bei Knochen)
gingị̄va	Zahnfleisch
glạndula	Drüse
incisụ̄ra	Einschnitt, Vertiefung (oft bei Knochen)
junctụ̄ra	Verbindung von Knochen
lacūna	Lücke, Vertiefung
lạmina	Blatt, Platte, Gewebsschicht
lịnea	Linie, Streifen, Knochenleiste
lịngua	Zunge
mạmma	weibliche Brustdrüse
mandịbula	Unterkiefer
maxịlla	Oberkiefer
medụlla	Mark, weiches Gewebe
membrạ̄na	zarte Haut, Membran
ọrbita	Augenhöhle
pạlma	Handfläche
pạlpebra	Augenlid
papịlla	Papille, warzenförmige Erhebung
patẹlla	Kniescheibe

placẹnta	Mutterkuchen, Nachgeburt
plạnta	Fußsohle
pleụra	Brustfell
plịca	Falte (oft bei Schleimhäuten)
pọrta	Pforte, Eingang
nur in: Pọrta hẹpatis	Leberpforte
Vẹna pọrtae	Pfortader
prominẹntia	Vorwölbung, Vorsprung (v. a. bei Knochen)
prọstata	Vorsteherdrüse
protuberạntia	Vorsprung (am Schädel) (→ tuber)
pụlpa	Mark, weiches Gewebe (bei Milz und Zahn; vgl. ferner: Nucleus pulposus)
pupịlla	Pupille
retīna	Netzhaut des Auges (→ rete, → Retikulo-)
rịma	Spalte, Ritze
scạla	„Treppe", Spirale (im Innenrohr)
scạpula	Schulterblatt
sclẹra	Lederhaut des Auges (→ sklero-)
sẹlla	Sessel, Sattel
nur in: Sẹlla tụrcica	„Türkensattel" (Vertiefung des Keilbeins)
spịna	Dorn, Stachel, Grat (von Knochen); auch: Wirbelsäule (→ spinosus, → spinalis)
strịa	Streifen
sụra	Wade
sutūra	Knochennaht
tạenia (tēnia)	Streifen, schmales Band (auch: Bandwurm)
tẹla	Gewebsschicht
tịbia	Schienbein
tōnsịlla	Mandel, mandelförmiges Gebilde
trachēa	Luftröhre
trọchlea	rollenförmiger Knochen- oder Knorpelvorsprung

tụba	Röhre, Tube, Trompete (→ tubulus)
nur in: Tụba auditịva	„Ohrtrompete"
Tụba uterịna	Eileiter, Tube
tụnica	Gewebsschicht
ụlna	Elle, Ellenbogenknochen
urēthra	Harnröhre
vagīna	Scheide, Hülle
vạlva	Klappe
vạlvula	kleine Klappe, Schleimhautfalte
vẹna	Vene
vẹrtebra	Wirbel
vesīca	Blase
nur in: Vesịca fẹllea	Gallenblase (→ cysticus)
Vesịca urinạria	Harnblase (→ vesicalis)
vụlva	äußere weibliche Geschlechtsteile

Rein *griechische* Endungen behalten folgende Termini:

dịploë	mittlere Schicht bei Knochen des Schädeldaches
rạphē	Nahtlinie von Weichteilen
M. psọas	Lendenmuskel

Beispiele aus der anatomischen Nomenklatur:

Spina scapulae
Valva aortae
Fenestra cochleae
Crista fenestrae cochleae
Rima palpebrarum

Klinische Termini

Ạcne	knötchenförmige Erkrankung von Talgdrüsen
Angīna	Enge, Angstgefühl: 1. „Halsentzündung" 2. Angina pectoris
Grạvida	Schwangere
Hẹrnia	Eingeweidebruch

Lẹpra	Aussatz
Pụrpura	Hautblutung
Rubẹola	Röteln
Strụma	Kropf
Urticạria	„Nesselsucht“
Varịola	Pocken

Beispiele:

Acne vulgaris
Angina lacunaris
Hyperemesis gravidarum
Hernia inguinalis indirecta
Struma nodosa

C. Substantive der o-Deklination

	Geschl.	Nom. Sing.	Gen. Sing.	Nom. Plur.	Gen. Plur.
(1) z. B.	mask.	**-us** mụsculus	**-i** mụsculi	**-i** mụsculi	**-ōrum** musculọ̄rum
(2) z. B.	neutr.	**-um (-on)** ligamẹntum gạnglion	**-i** ligamẹnti gạnglii	**-a** ligamẹnta gạnglia	**-ọ̄rum** ligamentọ̄rum gangliọ̄rum

(1) Anatomische Termini (Maskulina)

ạcinus, ạcini, m.	„Beere“, Drüsenendstück
alvẹolus	kleiner Hohlraum, Alveọle (fem.!): 1. Drüsenendstück, Lungenbläschen 2. Zahnfach im Kieferknochen
ạngulus	Winkel (v. a. bei Knochen)

ạnus	„Ring", After
bronchịolus	kleiner Bronchus, Bronchiọle (fem.!)
brọnchus	Ast der Luftröhre
bụlbus	zwiebelförmiges Gebilde
calcạnĕus	Fersenbein
capịllus	Kopfhaar
cạrpus	Handwurzel
cọndylus	Gelenkkopf, Gelenkhöcker
cụbitus	Ellenbogen
dịgitus	Finger, Zehe
dịscus	Scheibe (v. a. bei Gelenken)
dụctulus	kleiner Gang (→ ductus)
epicọndylus	Knochenvorsprung (eines cọndylus)
epistrọphĕus	„Umdreher", zweiter Halswirbel (BNA, JNA); PNA: → ạxis
fascịculus	kleines Bündel (v. a. von Nervenfasern im ZNS) (→ fascia)
follịculus	Bläschen, Knötchen, Follikel
fụndus	Boden, Grund, „tiefster" Teil eines Organs
funịculus	(kleiner) Gewebsstrang
glomẹrulus	kleines Gefäßknäuel (v. a. in der Niere) (→ glomus)
gỵrus	Gehirnwindung
hịlus	Einbuchtung an einem Organ (v. a. Gefäßeintrittsstelle)
hụmerus	Oberarmknochen
ịsthmus	schmale Verbindung, Engpaß
lọbulus	läppchenartiger Organteil
lọbus	lappenartiger Organteil
lụmbus	Lende
mallẹolus	Knöchel
mạllĕus	„Hammer" (Gehörknöchelchen)
menịscus	halbmondförmige Knorpelscheibe des Kniegelenks
mụsculus	Muskel
nạsus	Nase

nẹrvus	Nerv
nọdus	Knoten (v. a. Lymphknoten)
nuclẹolus	Kernkörperchen (im Zellkern), Nukleọle (fem.!)
nụclĕus	Kern: 1. Zellkern 2. Anhäufung von Nervenzellen im ZNS 3. Nucleus pulposus: Gallertkern der Zwischenwirbelscheiben
ọculus	Auge
oesọphagus (esọphagus)	Speiseröhre
pịlus	Haar
pylọ̄rus	„Pförtner“, Magenausgang
rạdius	Speiche
rạmus	Ast, Zweig: 1. von Gefäßen und Nerven 2. astartiger Knochenteil
sụlcus	Furche, Rinne
tạlus	„Sprungbein“
tạrsus	1. Fußwurzel 2. Bindegewebsplatte im Augenlid
thạlamus	„Sehhügel“, Hauptteil des Zwischenhirns
trụncus	1. Hauptstamm von Gefäßen und Nerven 2. Rumpf
tụbulus	röhrenförmiges Kanälchen (in Niere und Hoden) (→ tuba)
umbilịcus	Nabel
ụterus	Gebärmutter
ventrịculus (→ venter, → ventralis)	bauchiger Raum: 1. Magen 2. Herzkammer 3. Gehirnkammer 4. taschenförmige Ausstülpung des Kehlkopfes

Beispiele aus der anatomischen Nomenklatur:

Bulbus oculi
Trochlea humeri
Lacuna musculorum
Fundus vesicae
Fundus ventriculi

Klinische Termini (Maskulina)

Ịcterus	Gelbsucht
Ịleus	Darmverschluß (→ ileum)
Lụpus	Hauttuberkulose
Meteorịsmus	übermäßige Gasansamlung im Darm oder in der freien Bauchhöhle
Mọrbus	Krankheit
Naẹvus	Muttermal

Beispiele:

Icterus infectiosus (= Morbus Weil)
Lupus vulgaris
Naevus flammeus

(2) Anatomische Termini (Neutra)

acetạbulum, acetạbuli, n.	Hüftgelenkspfanne („Essigschälchen“)
antebrạchium	Unterarm
ạntrum	Hohlraum
nur in: Ạntrum mastoịdeum	
Ạntrum pylọricum	
ạtrium	Vorhof des Herzens
brạchium	Oberarm
caẹcum (cẹcum, coẹcum)	blindes Ende (v. a. Blinddarm)

cạvum	Hohlraum (→ cavus)
cerebẹllum	Kleinhirn
cẹrebrum	Großhirn
cịlium	Augenwimper, Flimmerhaar
cọllum	Hals (v. a. bei Knochen)
crạnium	Schädel
dọrsum	Rücken, Rückseite (→ dorsalis)
duodẹ̄num	Zwölffingerdarm, Anfangsteil des Dünndarms
frẹnulum	Bändchen, Hautfalte, Schleimhautfalte
hạustrum	Ausbuchtung am Dickdarm
ịleum	„Krummdarm“, letzter Teil des Dünndarms (→ Ileus)
intestịnum	Darm
ịschium	Gesäß
jejụnum	„Leerdarm“, mittlerer Teil des Dünndarms
lạbium	Lippe, Rand
ligamẹntum	Bindegewebsband
manụbrium nur in: Manụbrium stẹrni Manụbrium mạllei	„Handgriff“, handgriffähnlicher Knochenteil
mediastịnum	Mittelteil: 1. Raum zwischen den Pleurahöhlen 2. Bindegewebskörper im Hoden
mẹntum	Kinn
mesentẹrium	„Gekröse“ des Dünndarms (Bauchfellduplikatur)
omẹntum	„Netz“ (Bauchfellduplikatur)
nur in: Omẹntum mạjus	großes Netz
Omẹntum mịnus	kleines Netz
ọstium	Öffnung (an einem Hohlorgan), Einmündung (von Gefäßen)
ovạrium	Eierstock
palạ̄tum	Gaumen
perinẹ̄um	„Damm“ (zwischen Anus und Genitale)

peritonẹ̄um (peritonạeum)	Bauchfell
praepụtium (prepụtium)	Vorhaut (an Penis und Clitoris)
rẹ̄ctum	Mastdarm
retinạculum	Halteband
scrọtum	Hodensack
segmẹntum	Segment, Abschnitt (v. a. bei Lunge, Leber, Niere)
sẹptum	Trennwand, Scheidewand
spạtium	Zwischenraum
stẹrnum	Brustbein
strạtum	Gewebsschicht
trigọ̄num	dreieckige Körperregion
tubẹrculum	kleiner Höcker (v. a. bei Knochen) (→ tuber) (pathologisch: Knötchen)
tỵmpanum	„Pauke“
v. a. in:	
Cạvum tỵmpani	Paukenhöhle
Membrạna tỵmpani	Trommelfell
vẹ̄lum	„Segel“, segelförmiges Gebilde
v. a. in:	
Vẹlum palatịnum	
vestịbulum	Vorraum (vor einem Hohlraum)

Einige aus dem Griechischen stammende Neutra der o-Deklination behalten im Nominativ Singular ihre ursprüngliche griechische Endung *-on;* sie werden aber in gleicher Weise wie die Neutra auf -um dekliniert.

acrọmion, acrọmii, n.	„Schulterhöhe“ (äußerstes Ende der Spịna scạpulae)
ạmnion	„Schafshaut“, innere fetale Eihaut
chọrion	„Zottenhaut“, äußere fetale Eihaut
cọlon	„Grimmdarm“, Dickdarmabschnitt
encẹphalon	Gehirn
gạnglion	Anhäufung von Nervenzellen im peripheren Nervensystem (klinisch: Überbein)
olecrạ̄non	Ellenbogenhöcker

Beispiele aus der anatomischen Nomenklatur:

Manubrium sterni
Musculi dorsi
Haustra coli
Fossa vestibuli vaginae

Klinische Termini (Neutra)

Delịrium	Bewußtseinstrübung
Klimaktẹrium	Wechseljahre
Panarịtium	„Nagelumlauf"
Plasmọdium	1. vielkernige Protoplasmamasse 2. Gattung von Einzellern
Spụtum	Auswurf

Beispiele:

Climacterium virile
Delirium tremens
Plasmodium malariae

D. Adjektive der a- und o-Deklination

Zahlreiche lateinische Adjektive gehören zur a- und o-Deklination, d. h., sie haben für jedes der drei Geschlechter *dieselbe Endung* wie die Substantive dieser beiden Deklinationen.
Einige Adjektive der a- und o-Deklination haben im Nominativ Singular des Maskulinum die Endung *-er* (statt -us), werden aber in gleicher Weise dekliniert. Bei den meisten von ihnen fällt das *-e-*, außer im Nominativ Singular des Maskulinum, aus.
Wird einem Substantiv ein Adjektiv hinzugefügt, so steht das Adjektiv in der Regel *hinter* dem Substantiv. Es muß mit dem Substantiv immer in *Zahl, Fall* und *Geschlecht* übereinstimmen.

	Geschl.	Nom. Sing.	Gen. Sing.	Nom. Plur.	Gen. Plur.
(1)	mask.	**-us**	**-i**	**-i**	**-ọ̄rum**
	fem.	**-a**	**-ae**	**-ae**	**-ạ̄rum**
	neutr.	**-um**	**-i**	**-a**	**-ọ̄rum**
z. B.	mask.	mạgnus	mạgni	mạgni	magnọ̄rum
	fem.	mạgna	mạgnae	mạgnae	magnạ̄rum
	neutr.	mạgnum	mạgni	mạgna	magnọ̄rum
(2)	mask.	-er	-(ĕ)r-**i**	-(ĕ)r-**i**	-(ĕ)r-**ọ̄rum**
	fem.	-(ĕ)r-**a**	-(ĕ)r-**ae**	-(ĕ)r-**ae**	-(ĕ)r-**ạ̄rum**
	neutr.	-(ĕ)r-**um**	-(ĕ)r-**i**	-(ĕ)r-**a**	-(ĕ)r-**ọ̄rum**
z. B.	mask.	sinịster	sinịstri	sinịstri	sinistrọ̄rum
	fem.	sinịstra	sinịstrae	sinịstrae	sinistrārum
	neutr.	sinịstrum	sinịstri	sinịstra	sinistrọ̄rum

Anatomische Termini (1)

accessọrius, -a, -um	hinzukommend
v. a. in: N. accessọrius	N. XI
ạlbus	weiß, hell
cardịăcus	1. zum Herzen gehörig 2. zum Mageneingang gehörig (→ Kardi(o)-)
cạvus	hohl (→ cavum)
choroịdeus (chorioịdeus)	1. zur → Choroịdea gehörig 2. „chorionähnlich“, gefäßreich
circumflẹxus	(herum)gebogen, gekrümmt
coelịăcus (celịacus)	zur Bauchhöhle gehörig
coronạrius	kranzförmig (v. a. Herzgefäße)
cỵsticus	zur Gallenblase gehörig (→ Zyst(o)-) (klinisch: bläschenförmig)
dụrus	hart
extẹrnus	außen liegend
fẹllĕus	Galle enthaltend
nur in: Vesịca fẹllea	Gallenblase
flạvus	gelb
glutēus (glutạeus)	zum Gesäß gehörig
ilịăcus	zu den „Weichen“ oder zum Os ilium gehörig (→ ilia)
incisīvus	schneidend, zu den Schneidezähnen gehörig
intermẹdius	in der Mitte (zwischen zwei anderen) liegend
intẹrnus	innen liegend
ịntimus	der innerste (→ intra-)
lạ̄tus	breit
lọngus	lang (→ longitudinalis)
lụtĕus	gelb
mạ̄gnus	groß (→ major, → maximus)
mastoịdĕus	warzenförmig, zum Warzenfortsatz gehörig (→ Masto-)
mạ̄ximus	der größte, sehr groß (→ magnus, → major)

mediānus	1. in der Mitte liegend 2. in der Medianebene liegend
mẹdius	der mittlere, in der Mitte liegend
mịnimus	der kleinste, sehr klein (→ parvus, → minor)
mucọ̄sus	schleimig, schleimabsondernd
oblịquus	schräg verlaufend
obturatọ̄rius	verstopfend, hindurchtretend
obturātus	verstopft
pạrvus	klein (→ minor, → minimus)
peronēus (peronaeus)	zum Wadenbein gehörig (→ fibula)
petrōsus	„felsig", zum Felsenbein gehörig
pịus	„fromm", weich
nur in:	
Pịa mạter encẹphali	(innere) weiche Hirnhaut
Pịa mạter spinạlis	(innere) weiche Rückenmarkshaut
(→ mater)	
profụndus	zum Körperinneren hin liegend
prọprius	„eigentlich", zu einem bestimmten Organ oder Organteil gehörig
pudẹndus	zur Schamgegend gehörig
rēctus	gerade verlaufend
rotụndus	rund
M. sartọ̄rius	„Schneidermuskel"
serọ̄sus	serös, Serum absondernd
sigmoịdeus	„sigmaförmig", halbkreisähnlich gekrümmt, zum Colon sigmoideum gehörig
spinōsus	dornartig, stachelig (→ spina, → spinalis)
splạnchnĭcus	zu den Eingeweiden gehörig
spongiọ̄sus	schwammartig
suprẹ̄mus	der oberste (→ super-, → superior)
thyroịdĕus (thyreoịdeus)	schildförmig, zu Schilddrüse oder Schildknorpel gehörig (→ Thyreo-)
transvẹrsus	quer verlaufend
vāgus	weit verzweigt
nur in: N. vạgus	N. X

vịtreus	glasartig, zum Glaskörper gehörig
zygomạticus	jochartig, zum Jochbein oder Jochbogen gehörig

Viele Adjektive der a- und o-Deklination sind von *Substantiven* – gleich welcher Deklination – abgeleitet: An den *Wortstamm* des Substantivs ist ein *Suffix* (Nachsilbe) angehängt, an das sich die Flexionsendungen des Adjektivs anschließen. Da sich diese Adjektive vom zugrundeliegenden Substantiv her leicht verstehen lassen, sind sie in der vorstehenden Auswahl nicht berücksichtigt. Es genügt, einige Beispiele zu nennen:

auditīvus (→ auditus, → -iv-us)	zum Hören dienend
colicus (→ colon, → -ic-us)	zum Grimmdarm gehörig
palatīnus (→ palatum, → -in-us)	zum Gaumen gehörig
pharyngēus (→ pharynx, → -e-us)	zum Rachen gehörig
venōsus (→ vena, → -os-us)	aus Venen bestehend

Folgende Adjektive behalten im Nominativ Singular die ursprüngliche *griechische* Endung, kommen aber nicht in deklinierter Form vor:

ạzўgos nur in: V. ạzygos V. hemiạzygos	nicht paarig
dạrtos nur in:	abgehäutet
Tụnica dạrtos	Fleischhaut des Hodensackes

(2)

ạsper, ạspera, ạsperum nur in: Lịnea ạspera	rauh
dẹxter, dẹxtra, dẹxtrum	der rechte, rechts liegend
lịber, lịbera, lịberum	frei

nịger, nịgra, nịgrum	schwarz
nur in:	
Substạntia nịgra	schwarzer Kern des Mittelhirns
rụber, rụbra, rụbrum	rot
sạcer, sạcra, sạcrum	„heilig“, groß
nur in:	
Os sạcrum	Kreuzbein (→ sacralis)
sinịster, sinịstra, sinịstrum	der linke, links liegend

Beispiele aus der anatomischen Nomenklatur:

Ventriculus dexter
Glandulae pyloricae
V. hemiazygos accessoria
A. profunda brachii
Nucleus nervi vagi
Ostium pharyngeum tubae auditivae
Tunica mucosa cavi tympani
Colon transversum
Venae transversae colli
Flexura coli sinistra
Arteria colica sinistra
Nodi lymphatici colici dextri

Klinische Termini

congẹnitus	angeboren
insịpidus	geschmacklos
mellị̄tus	süß
vạlgus	x-förmig gebogen
vạ̄rus	o-förmig gebogen
vẹ̄rus	wahr, echt

Beispiele:

Luxatio coxae congenita
Diabetes insipidus
Diabetes mellitus
Genu valgum
Polycythaemia rubra vera

E. Substantive der u-Deklination

	Geschl.	Nom. Sing.	Gen. Sing.	Nom. Plur.	Gen. Plur.
(1) z. B.	mask.	**-ŭs** dụctŭs	**-ūs** dụctūs	**-ūs** dụctūs	**-ŭum** dụctŭum
(2) z. B.	neutr.	**-u** cọrnu	**-ūs** cọrnūs	**-ŭa** cọrnŭa	**-ŭum** cọrnŭum

Anatomische Termini

(1)

ạditus, ạditūs, m.	Eingang, Zugang
aquaedụctus (aquedụctus)	„Wasserleitung", Verbindungsgang (in Gehirn und Innenohr)
ạrcus	Bogen (v. a. bei Knochen und Gefäßen)
audịtus	Gehör
dụctus	Flüssigkeit führender Gang (v. a. Ausführungsgang) (→ ductulus)
f(o)ẹtus	Leibesfrucht (nach dem 3. Monat)
hiạtus	Öffnung, v. a. Durchtrittsstelle
meạtus	Gang (nur in Ohr und Nase)
olfạctus	Geruchssinn
plẹxus	Geflecht von Nerven oder Gefäßen
procẹssus	Vorsprung (v. a. bei Knochen)
recẹssus	Vertiefung, Nische (v.a. in Bauch- und Brusthöhle)
sịnus	Vertiefung, Ausbuchtung; v.a.: 1. Nasennebenhöhle 2. dünnwandiges Gefäß, besonders Vene der harten Hirnhaut
trạctus	1. Faserzug (v. a. Nervenbahnen im ZNS) 2. Organsystem

vịsus	Sehvermögen
mạnus, mạnūs, f.	Hand

(2)

cọrnu, cọrnūs, n.	„Horn", hornartiger Fortsatz
gẹnu	Knie

Beispiele aus der anatomischen Nomenklatur:

Lamina arcus vertebrae
Plexus gastrici
Septum sinuum frontalium
Manus dextra
A. genus media

Klinische Termini

Abọrtus	Fehlgeburt
Abụsus	Mißbrauch
Cọitus	Geschlechtsverkehr
Decụbitus	„Wundliegen"
Descẹnsus	Senkung
Ẹxitus	Ausgang, Tod
Pạrtus	Geburt
Prụritus	Hautjucken
Sịtus	Lage
Stạtus	Zustand
Ụsus	Gebrauch

Beispiele:

Abortus arteficialis
Descensus uteri
Exitus letalis
intra partum
Pruritus ani
Carcinoma in situ
Status praesens
ad usum proprium

F. Substantive der e-Deklination

Nom. Sing.	Gen. Sing.	Nom. Plur.	Gen. Plur.
-es fạcies	**-ēi** faciẹ̄i	**-ēs** fạciēs	**-ērum** faciẹ̄rum

Die wenigen in der Medizin gebräuchlichen Begriffe der e-Deklination sind alle *Feminina.*

Anatomische und klinische Termini

Cạries	„Zahnfäule", Karies
fạcies	Gesicht, Außenfläche (von Organen oder Knochen)
Rạbies	Tollwut
Scạbies	Krätze
Spẹcies	1. Tier- oder Pflanzenart 2. Tee- bzw. Heilkräutermischung (nur Plural)

Beispiele:

Facies glutea
A. transversa faciei
Facies abdominalis (hippocratica)
Species diureticae

G. Substantive der konsonantischen und i-Deklination

Die konsonantische und i-Deklination ist vielfältiger und weniger übersichtlich als die anderen Deklinationen. Zu ihr gehören – wie bei der a- und o-Deklination – sowohl Substantive als auch Adjektive aller drei Geschlechter.

Im Gegensatz zu den anderen Deklinationen gibt es in ihr – angesichts der Vielzahl von Konsonanten – weder eine einheitliche Form des *Nominativ Singular* noch einen einheitlichen *Stammauslaut.* Es gibt häufig auch keine eindeutige Zugehörigkeit eines Stammauslauts zu einer bestimmten Endung des Nominativ Singular. Ferner läßt sich das *Geschlecht* keineswegs immer an der Form des Nominativ Singular oder am Stammauslaut ablesen.
Der Wortstamm ist bei den Substantiven der konsonantischen und i-Deklination meist nur dadurch zu erkennen, daß vom Genitiv Singular die Flexionsendung weggenommen wird. Daher können sich auch hinter gleichlautenden Nominativ-Singular-Endungen verschiedene Stammauslaute und verschiedene Geschlechter verbergen. Vgl. z. B.:

Nom. Sing.	Gen. Sing.	Wortstamm	Geschl.
vās	vạ̄s-is	vās-	neutr.
pạncrĕas	pancrẹ̆ăt-is	pancrĕăt-	neutr.
extrẹmitas	extremitạ̄t-is	extremi-tāt-	fem.
ạtlas	atlặnt-is	atlant-	mask.

Der Wortstamm ist nicht nur für die Deklination der Substantive wichtig, sondern auch für die Bildung von Adjektiven aus den Substantiven (vgl. S. 24). Beispiel: pancreas, davon abgeleitet pancreat-ic-us, zur Bauchspeicheldrüse gehörig.

Die konsonantische und i-Deklination umfaßt zwei Deklinationstypen: die sog. konsonantischen und die sog. i-Stämme. Beide unterscheiden sich aber bei unserer Kasus-Auswahl nur im *Nominativ Plural der Neutra* (Endungen *-a* bzw. *-ia)* und im *Genitiv Plural aller Geschlechter* (Endungen *-um* bzw. *-ium).* Im allgemeinen überwiegt bei den Substantiven der Einfluß der konsonantischen, bei den Adjektiven der Einfluß der i-Deklination.
Die *Substantive* haben im *Genitiv Plural* in den meisten Fällen die Flexionsendung **-um:**
z. B. Chiạsma tẹndinum.
Die Endung **-ium** ist dagegen selten. Sie kommt in der anatomischen Nomenklatur hauptsächlich in folgenden Bezeichnungen vor:

ọs, ọssis, n. Plur.: ọssa, ọssium z. B. in: Medụlla ọssium rụbra	Knochen
fạuces, fạucium, f. v. a. in: Ịsthmus fạucium Mm. palạti et fạucium	Schlund
ịlia, ịlium, n. v. a. in: Os ịlium (aber PNA: Ạla ọssis ịlii, Cọrpus ọssis ịlii!!) (→ ilịacus; auch → ịleum)	„die Weichen" (seitliche Körperregion zwischen Rippenbogen und Hüftknochen)

Deklinationsschema

	Geschl.	Nom. Sing.	Gen. Sing.	Nom. Plur.	Gen. Plur.
z. B.	mask.	(verschieden) tẹndo	**-is** tẹndĭnis	**-ēs** tẹndĭnes	**-(ĭ)um** tẹndĭnum
				Stamm: tendĭn-	
z. B.	fem.	(verschieden) articulạ̄tio	**-is** articulati-ọ̄nis	**-ēs** articulati-ọ̄nes	**-(ĭ)um** articulati-ọ̄num
				Stamm: articulatiōn-	
z. B.	neutr.	(verschieden) forạ̄men	**-is** forạmĭnis	**-(ĭ)a** forạmĭna	**-(ĭ)um** forạmĭnum
				Stamm: forāmĭn-	

Die anatomischen Termini der konsonantischen und i-Deklination sind wegen ihrer Vielfalt in mehrere Gruppen (geordnet nach der Nominativ-Singular-Endung) eingeteilt, einige zusätzlich in Untergruppen (geordnet nach dem Stammauslaut).

Anatomische Termini

Nom. Sing.	Stamm-auslaut		
-ar	-ăt-	hẹpar, hēpătis, n.	Leber
-as	-ās-	vās, vạsis, n. (Gen. Plur: vāsọrum!)	Gefäß, v. a. Blutgefäß
	-ăt-	pạncrĕas, pancrẹ̆ătis, n.	Bauchspeicheldrüse
	-ănt-	ạtlas, atlạntis, m.	erster Halswirbel
Vgl. auch **-tās**			
-ax	-āc-	thọrax, thōrạcis, m.	Brustkorb
-e	-(i)-	rẹte, rẹtis, n.	Gefäßnetz (Ausnahme: Rete testis) (→ retina, → Retikulo-)
-en	-ēn-	liẹ̄n, liẹ̄nis, m.	Milz
		rēn, rẹ̄nis, m.	Niere
	-ĭn-	abdōmen, abdọmịnis, n.	Bauch
		forāmen, forāmĭnis, n.	Öffnung (v. a. bei Knochen)
		lụmen, lụmĭnis, n.	Innenraum eines röhrenförmigen Organs
		pẹcten, pẹctĭnis, m. nur in: Pẹcten ọssis pụbis	Kamm, Grat
-er	-ĕr-	tụber, tụbĕris, n.	Höcker (an Knochen und Organen) (→ protuberantia, → tuberculum, →tuberositas)
Vgl. auch **-ter**			

Nom. Sing.	Stamm-auslaut		
-es	-ĕd-	pēs, pẹ̆dis, m.	Fuß
	-ēd-	stạpēs, stapẹ̄dis, m.	„Steigbügel“ (Gehörknöchelchen)
	-ĕt-	pạriēs, parị̆etis, m.	Wand, Seite (an Knochen und Organen)
	-ĭt-	pọplēs, pọplĭtis, m.	Kniekehle
	-(i)-	pụbēs, pụbis, f.	Schamgegend, -haare
-ex	-ĭc-	ạpex, ạpĭcis, m.	Spitze, Ende
		cọrtex, cọrtĭcis, m.	Rinde (eines Organs)
		ịndex, ịndĭcis, m.	Zeigefinger
		pọllex, pọllĭcis, m.	Daumen
-io	-iōn-	articulạtio, articulatiọ̄nis, f.	Gelenk
		bifurcạtio, f. nur in: Bifurcạtio trachẹae	Gabelung
		decussạtio, f.	Kreuzung (von Nervenfasern im ZNS)
		excavạtio, f.	Aushöhlung (im kleinen Becken und am Sehnerven)
		imprẹssio, f.	Einbuchtung, Vertiefung
		pọrtio, f. nur in: Pọrtio vaginạlis Pọrtio supravaginạlis	Abschnitt (der Cẹrvix ụteri)
		radiạtio, f.	strahlenförmiges Nervenfaserbündel im ZNS
		rẹgio, f.	topograph. Abschnitt d. Körperoberfläche

-is	-(i)-	aponeurọ̄sis, aponeurọ̄sis, f.	flächenhafte, breite Sehne
		ạuris, f.	Ohr (→ auricula)
		ạxis, m.	1. Achse, Mittellinie 2. zweiter Halswirbel (→ epistropheus)
		bạsis, f.	unterster Teil, Grundfläche (von Knochen und Organen)
		canạ̄lis, m.	röhren- oder rinnenförmiges Gebilde, Kanal
		cụtis, f.	Haut
		epịphy̆sis, f.	Epiphyse: 1. Knochenendstück 2. Zirbeldrüse
		hypọphy̆sis, f.	Hirnanhang, Hypophyse
		pẹlvis, f.	Becken: 1. knöchernes Becken 2. Nierenbecken
		pẹ̄nis, m.	männliches Glied
		sỵmphy̆sis, f. synchondrọ̄sis, f.	Verbindung zweier Knochen durch Knorpel, Knorpelfuge
		tẹstis, m.	Hoden
		ụnguis, m.	Fingernagel, Zehennagel
	-ĭd-	A. carōtis, carōtĭdis, f.	Kopfschlagader
		clịtŏris, f.	weiblicher Schwellkörper
		cụspis, f.	Zipfel, Höcker (an Herzklappen und Zähnen)
		epidẹrmis, f.	obere Hautschicht
		epidịdy̆mis, f.	Nebenhoden
		epiglọ̄ttis, f.	Kehldeckel
		glọ̄ttis, f.	stimmbildender Teil des Kehlkopfes
		ịris, f.	Regenbogenhaut des Auges
		Gl. parọ̄tis, f.	Ohrspeicheldrüse

Nom. Sing.	Stamm-auslaut		
-ix	-ĭc-	appẹndix, appẹndĭcis, f.	Anhangsgebilde
		v. a. in: Appẹndix vermifọrmis	Wurmfortsatz
		cạlix, cạlĭcis, m.	Kelch
		nur in: Cạlices renạles	
		fọrnix, fọrnĭcis, m.	Wölbung, Gewölbe
		hẹlix, hẹlĭcis, f.	Windung der Ohrmuschel
	-īc-	cẹrvix, cervị̄cis, f.	1. Nacken, Hals
		2. nur in: Cẹrvix uteri Cẹrvix vesịcae	2. Halsstück
		rạdix, radị̄cis, f.	Wurzel, Anfangsteil (von Nerven und Organen)
-ma	-măt-	chịasma, chịasmătis, n.	Kreuzung
		nur in: Chịasma ọpticum Chịasma tẹndinum	
		diaphrạgma, n.	Trennwand (v. a. Zwerchfell)
		strọ̄ma, n.	Bindegewebsgerüst von Organen (im Gegensatz zum → Parenchym)
-ns	-nd-	glāns, glặndis, f.	„Eichel"
		nur in: Glạns pẹnis Glạns clitọridis	
	-nt-	dēns, dặntis, m.	1. Zahn 2. zahnförmiges Gebilde
		frōns, frọ̆ntis, f.	Stirn
		lēns, lẹ̆ntis, f.	Linse des Auges
		pōns, pọ̆ntis, m.	„Brücke" (Teil des Metencephalon)

-nx	-ng-	lạrynx, larўṇgis, m.	Kehlkopf
		phạlanx, f.	Fingergliedknochen, Zehengliedknochen
		phạrynx, m.	Rachen
-o	-ĭn-	cartilạgo, cartilāgĭnis, f.	Knorpel
		mạrgo, m.	Rand (von Organen und Knochen)
		tẹndo, m.	Sehne
	-ōn-	ẹmbryo, embryọnis, m.	Leibesfrucht (bis zum 3. Monat)
		pulmo, m.	Lunge
-or	-ōr-	lịquor, liquọris, m. nur in: Liquor cerebrospinạlis	Flüssigkeit
	-ŏrd-	cŏr, cọrdis, n.	Herz
os	ōr-	ōs, ọris, n.	Mund
	ŏss-	ŏs, ọssis, n.	Knochen
-rs	-rt-	pars, pạrtis, f.	Teil, Abschnitt
-tās	-tāt-	extrẹmĭtas, extrēmĭtạtis, f.	äußerstes Ende, Endstück, „Pol"
		tuberọsĭtās, f.	höckrige, rauhe Stelle eines Knochens (→ tuber, → tuberculum)
-ter	-tēr-	M. cremạster, cremastẹris, m.	(den Hoden) hebender Muskel
		M. massẹter, m.	Kaumuskel
		M. sphịncter, m.	ringförmig verschließender Muskel
		trochạnter, m.	Knochenvorsprung am Femur, „Rollhügel"
		urẹter, m.	Harnleiter

Nom. Sing.	Stamm-auslaut		
-ter (Forts.)	-tr-	mạter, mạ̄tris, f. nur in:	„Mutter“, Umhüllung, Hirn- oder Rücken-markshaut
		Dụra mạter encẹphali	
		Dụra mạter spinạlis	
		Pịa mạter encẹphali	
		Pịa mạter spinạlis	
		vẹnter, vẹntris, m.	(Muskel)bauch (aber: → ventralis, → ventriculus)
-tor	-tōr-	M. abdụctor, abductọ̄ris, m.	wegführender Muskel
-sor	-sōr-		
		M. addụctor, m.	heranführender Muskel
		M. extẹ̄nsor, m.	streckender Muskel
		M. flẹxor, m.	beugender Muskel
		M. pronạ̄tor, m.	einwärtsdrehender Muskel
		M. supinạ̄tor, m.	auswärtsdrehender Muskel
		M. deprẹssor, m.	herabdrückender Muskel
		M. levạ̄tor, m.	hebender Muskel
		M. dilatātor (dilạ̄tor), m.	erweiternder Muskel
		M. constrịctor, m.	zusammenschnürender Muskel
		M. rotạ̄tor, m.	drehender Muskel
		M. tẹ̄nsor, m.	spannender Muskel
-ur	-ŏr-	fẹmur, fẹmŏris, n.	Oberschenkel(knochen)
-us	-ĕr-	glọ̆mus, glọ̆meris, n.	Gefäßknäuel (→ glomerulus)
	-ŏr-	cọrpus, cọrpŏris, n.	„Körper“,Hauptteil(von Organen und Knochen)
		pẹctus, pẹctŏris, n.	Brustvorderwand
	-ūd-	ịncus, incụ̄dis, f.	„Amboß“ (Gehörknöchelchen)

-us (Forts.)	-ūr-	crus, crụ̄ris, n.	1. Unterschenkel 2. schenkelartiger Teil (von Organen und Knochen)
-ut	-ĭt-	cạput, cạpĭtis, n.	Kopf, Kopfteil (von Knochen, Muskeln und Organen)
		ọccĭput, occị̆pĭtis, n.	Hinterkopf
-ux	-ŭc-	hạllux, hạllŭcis, m.	große Zehe
-x	-c-	falx, fạlcis, f.	sichelförmiges Gebilde
-yx	-ȳg-	cọccyx, coccȳgis, m. nur in: Os coccȳgis	„Kuckuck" Steißbein

Beispiele aus der anatomischen Nomenklatur:

Atrium cordis
Lig. capitis femoris
Vasa vasorum
Articulationes intercarpeae
M. transversus abdominis
Mm. rotatores thoracis
Retinaculum flexorum
Vagina tendinum musculi extensoris digitorum pedis longi
Ductus hepaticus
Articulatio incudostapedia
M. sphincter ampullae hepatopancreaticae

Klinische Termini

Ablạtio, f.	1. Abtragung 2. Ablösung
Abrạsio, f.	Abschabung, Ausschabung (v. a. des Uterus)
Adipọsitas, f.	Fettleibigkeit
Amọtio, f.	Ablösung
Aneurỵsma, n.	krankhafte, lokalisierte Erweiterung einer Arterie
Ạsthma, n.	Atemnot
Claudicạtio, f.	Hinken
Cọma, n.	tiefe Bewußtlosigkeit
Commọtio, f.	Erschütterung
Contụsio, f.	Quetschung
Diabẹtes, m.	verstärkter Harnfluß („Harnruhr“)
Faẹces, f. (Plur.!)	Kot
Flụor, m.	Ausfluß aus den weiblichen Genitalien
Foẹtor, m.	schlechter Geruch
Hẹrpes, m.	bläschenförmiger Hautausschlag
Libīdo, f.	Geschlechtstrieb
Lịchen, m.	Knötchenflechte
Lụes, f.	Syphilis
Lumbạgo, f.	„Hexenschuß“
Sẹctio, f.	Schnitt, v. a. Kaiserschnitt
Tạbes, f.	Auszehrung
Trẹmor, m.	Muskelzittern
Tụmor, m.	Schwellung, Geschwulst
Ụlcus, n.	Geschwür

Beispiele:

Ablatio mammae
Amotio (Ablatio) retinae
Asthma bronchiale
Claudicatio intermittens

Coma hepaticum
Commotio cerebri
Diabetes mellitus
Fluor albus
Foetor ex ore
Herpes zoster
Lichen ruber planus
Lues connata
Tabes dorsalis
Ulcus ventriculi

H. Adjektive der konsonantischen und i-Deklination

Während die Adjektive der a- und o-Deklination im Nominativ Singular für jedes Geschlecht eine eigene Endung haben (Adjektive mit *drei* Endungen), gibt es bei den Adjektiven der konsonantischen und i-Deklination, soweit sie für die medizinische Fachsprache wichtig sind, nur Adjektive mit *einer* Endung im Nominativ Singular (d. h. mit einer gemeinsamen Endung für alle drei Geschlechter) und Adjektive mit *zwei* Endungen im Nominativ Singular (d. h. mit einer gemeinsamen Endung für Maskulinum und Femininum und einer eigenen Endung für das Neutrum).
Zu den Adjektiven mit *einer* Endung können auch die *Partizipien des Präsens* gerechnet werden, zu den Adjektiven mit *zwei* Endungen auch die *Komparative.*
Im Gegensatz zu den Substantiven der konsonantischen und i-Deklination überwiegt bei den Adjektiven der Einfluß der i-Deklination. Ihr folgen die Adjektive mit einer Endung und mit zwei Endungen sowie die Partizipien des Präsens, d. h., sie haben im Nominativ Plural des Neutrums die Endung *-ia* und im Genitiv Plural aller Geschlechter die Endung *-ium.* Nur die Komparative folgen der konsonantischen Deklination, d. h., sie haben in den entsprechenden Fällen die Endungen *-a* bzw. *-um.*

Folgende vier Gruppen sind zu unterscheiden:
1. Komparative mit *zwei* Endungen auf *-ior, -ius;* Stammauslaut: *-iōr-* (konsonantische Stämme)

2. Adjektive mit *zwei* Endungen auf *-is, -e;* Stammauslaut: *-(i)-* (i-Stämme)
3. Partizipien des Präsens mit *einer* Endung auf *-ns;* Stammauslaut: *-nt-* (i-Stämme)
4. Adjektive mit *einer,* aber *unterschiedlichen* Endung; Stammauslaut ebenfalls *unterschiedlich.*

Nach dieser Einteilung sind das folgende Deklinationsschema und die anatomischen Termini geordnet.

Deklinationsschema

(1) konsonantische Stämme

	Geschl.	Nom. Sing.	Gen. Sing.	Nom. Plur.	Gen. Plur.
(1)	mask. fem.	(keine Endung)	**-is**	**-ēs**	**-um**
	neutr.	**-s**	**-is**	**-a**	**-um**
z. B.	mask. fem.	antẹrior	anteriọ̄ris	anteriọ̄rēs	anteriọ̄rum
	neutr.	antẹrius	Stamm: anteriōr-	anteriọ̄ra	

(2) (3) i-Stämme

	Geschl.	Nom. Sing.	Gen. Sing.	Nom. Plur.	Gen. Plur.
(2)	mask. fem.	**-is**	**-is**	**-ēs**	**-ĭum**
	neutr.	**-e**	**-is**	**-ĭa**	**-ĭum**
z. B.	mask. fem.	brẹvis	brẹvis	brẹvēs	brẹvium
	neutr.	brẹve	Stamm: brev(i)-	brẹvĭa	

	Geschl.	Nom. Sing.	Gen. Sing.	Nom. Plur.	Gen. Plur.
(3) z. B.	mask. fem.	communĭcāns	communicạntis	communicạntēs	communicạntĭum
	neutr.	communĭcāns	communicạntis	communicạntĭa	communicạntĭum
			Stamm: communicant-		

Anatomische Termini

(1)
Komparative mit *zwei* Endungen auf *-ior, -ius*

antẹrior, antẹrius	der vordere, vorn liegend (→ ante-)
postẹrior	der hintere, hinten liegend (→ post-)
supẹrior	der obere, oben liegend (→ super-, → supremus)
infẹrior	der untere, unten liegend (→ infra-)
mạjor, mạjus	der größere (→ magnus, → maximus)
mịnor, mịnus	der kleinere (→ parvus, → minimus)

(2)
Adjektive mit *zwei* Endungen auf *-is, -e*

mediạ̄lis, mediạ̄le	zur Mitte, zur Medianebene hin liegend
laterạ̄lis	seitlich, von der Medianebene weg liegend
collaterạ̄lis	seitlich liegend
proximạ̄lis	zur Körpermitte hin, zentral liegend
distạ̄lis	von der Körpermitte weg, peripher liegend
ventrạ̄lis	der vordere, vorn liegend (→ venter, → ventriculus)
dorsạ̄lis	der hintere, hinten liegend (→ dorsum)
brẹ̆vis	kurz
centrạ̄lis	in der Organmitte liegend
commụ̄nis	gemeinsam (→ communicans)
inguinạ̄lis	zur Leistengegend gehörig

jugulạris	zur Vorderseite des Halses („Drosselgrube“, „Kehle“) gehörig
longitudinạlis	längs verlaufend (→ longus)
molạris	zum Zermahlen dienend, zu den Mahlzähnen gehörig
orbiculạris	kreisförmig, rund verlaufend
sacrạlis	zum Kreuzbein gehörig (→ sacer)
sagittạlis	von vorn nach hinten verlaufend
spinạlis	1. zum Dornfortsatz gehörig (→ spina, → spinosus) 2. zu Wirbelsäule oder Rückenmark gehörig
superficiạlis	zur Körperoberfläche hin liegend (→ facies)
temporạlis	zur Schläfe (= tempora) oder zum Os temporale gehörig
terminạlis	an einer Grenze verlaufend, am Ende liegend
vermiformis	wurmförmig
vesicạlis	zur Harnblase gehörig (→ vesica)

Wie bei den Adjektiven der a- und o-Deklination (s. S. 24) sind auch viele Adjektive der konsonantischen und i-Deklination von *Substantiven* – gleich welcher Deklination – abgeleitet. Die meisten von ihnen sind Adjektive mit *zwei* Endungen auf *-is, -e.* An den *Wortstamm* des Substantivs ist das Suffix *-āl-* (bzw. nach dem Buchstaben -l- das Suffix *-ār-)* angehängt, an das sich die Flexionsendungen des Adjektivs anschließen. Da sich diese Adjektive vom zugrundeliegenden Substantiv her leicht verstehen lassen, sind sie in der vorstehenden Auswahl nicht berücksichtigt. Es genügt, einige Beispiele zu nennen:

cerebrạlis (→ cerebrum, → -al-is)	zum Großhirn gehörig
cerebellạris (→ cerebellum, → -ar-is)	zum Kleinhirn gehörig
faciạlis (→ facies)	zum Gesicht gehörig
femorạlis (→ femur)	zum Oberschenkel gehörig

(3)

Partizipien des Präsens mit *einer* Endung auf *-ns*

ạffĕrēns	heranführend
ẹffĕrēns	herausführend
dẹfĕrēns	abwärtsführend
nur in:	
Dụctus dẹferens	Samenleiter
ascẹ̆ndēns	aufsteigend
descẹ̆ndēns	absteigend
abdụ̄cēns	wegführend
nur in:	
N. abdụcens	N. VI
commụnĭcāns	verbindend (bei Gefäßen und Nerven) (→ communis)
pẹrfŏrāns	hindurchdringend
recŭrrēns	zurücklaufend

(4)

Adjektive mit *einer* Endung

tẹ̆rēs	rund (bei Bändern und Muskeln)
Stamm: tĕrĕt-	
bịceps	zweiköpfig (→ caput)
Stamm: bicĭpĭt-	
nur in: M. bịceps brạchii	
M. bịceps fẹmoris	
trịceps	dreiköpfig
Stamm: tricĭpĭt-	
nur in: M. trịceps brạchii	
M. trịceps sụrae	
quạdriceps	vierköpfig
Stamm: quadricĭpĭt-	
nur in: M. quạdriceps fẹmoris	

Beispiele aus der anatomischen Nomenklatur:

A. cerebelli inferior anterior
Lig. metacarpeum palmare
M. depressor labii inferioris

Aa. digitales palmares propriae
Foramina palatina minora
A. ductus deferentis
Vasa afferentia
Septum sinuum frontalium
Tendo m. bicipitis brachii
Rami communicantes (nervi auriculotemporalis) cum nervo faciali

Klinische Termini

defọrmans	verformend
oblịterans	verödend
praẹcox	vorzeitig
senịlis	im Alter auftretend
sịmplex	einfach

Beispiele:

Arthrosis deformans
Endangiitis obliterans
Pubertas praecox
Herpes simplex

I. Anatomische Lage- und Richtungsbezeichnungen

Hauptachsen

Vertikale (longitudinale) Achse: senkrecht verlaufende Längsachse des Körpers
Transversale (horizontale) Achse: waagerecht verlaufende Querachse
Sagittale Achse: von vorn nach hinten („Pfeil") verlaufende Achse

Hauptebenen

Median(sagittal)ebene: sagittale Mittelebene, Symmetrieebene
Sagittalebene: jede Ebene parallel zur Median(sagittal)ebene
Frontalebene: jede Ebene parallel zur Stirn
Transversale Ebene: jede waagerechte Ebene, Horizontalebene

Spezielle Lage- und Richtungsbezeichnungen

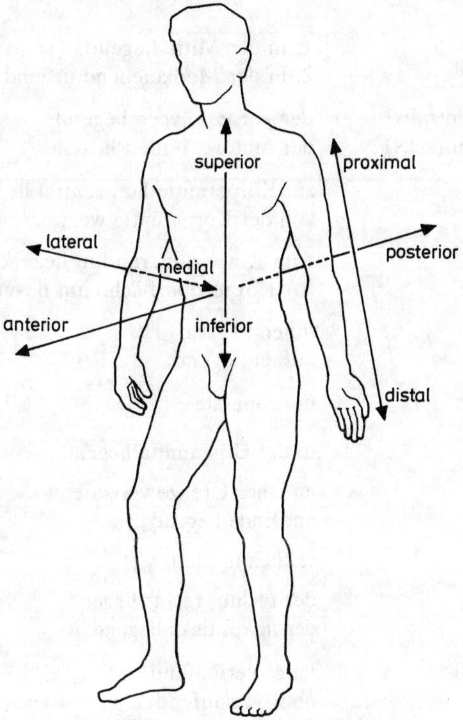

Abb. 1. **Wichtige anatomische Richtungsbezeichnungen**

supẹrior (craniạlis)	der obere, oben liegend
infẹrior (caudạlis)	der untere, unten liegend
suprẹmus	der oberste
ịmus	der unterste
mediạlis	zur Mitte, zur Medianebene hin liegend
laterạlis	seitlich, von der Medianebene weg liegend

mẹdius	der mittlere, in der Mitte liegend
intermẹdius	in der Mitte (zwischen zwei anderen) liegend
mediạnus	1. in der Mitte liegend 2. in der Medianebene liegend
antẹrior (ventrạlis)	der vordere, vorn liegend
postẹrior (dorsạlis)	der hintere, hinten liegend
proximạlis	zur Körpermitte hin, zentral liegend
distạlis	von der Körpermitte weg, peripher liegend
profụndus	zum Körperinneren hin liegend
superficiạlis	zur Körperoberfläche hin liegend
intẹrnus	innen liegend
extẹrnus	außen liegend
ịntimus	der innerste
centralis	in der Organmitte liegend
terminālis	an einer Grenze verlaufend, am Ende liegend
collaterạlis	seitlich liegend
dẹxter	der rechte, rechts liegend
sinịster	der linke, links liegend
longitudinạlis	längs verlaufend
transvẹrsus	quer verlaufend
rẹctus	gerade verlaufend
oblịquus	schräg verlaufend

IV. Griechische und lateinische Wortelemente, vorwiegend aus der klinischen Fachsprache

A. Wortstämme

Um den folgenden Abschnitt in sinnvoller Weise zu beschränken, sind bereits bekannte anatomische Begriffe, die auch klinischen Termini zugrundeliegen, hier *nicht* noch einmal verzeichnet (z. B. bronchus, duodenum, hepar). Doch wird dort, wo in der *klinischen* Fachsprache ein *griechischer* Wortstamm (gr.) gebräuchlich ist, in der *anatomischen* Nomenklatur aber ein entsprechender *lateinischer oder latinisierter* Terminus (lat.) gilt, jeweils auf diesen verwiesen (kursiv). Über das Register sind die anatomischen Begriffe im dritten Teil des Buches leicht zu finden. Durch solche Verweisungen soll die häufige *lateinisch-griechische „Doppelgleisigkeit“* der medizinischen Terminologie vor Augen geführt werden. Aus demselben Grund werden unter den Beispielen außer klinischen auch anatomische Bezeichnungen genannt, ferner Begriffe aus anderen medizinischen und naturwissenschaftlichen Gebieten.
Auf Wortstämme gleicher oder ähnlicher Bedeutung innerhalb der folgenden Auswahl wird durch zusätzliche Verweisungen (halbfett) aufmerksam gemacht.

Wortstamm	Bedeutung	Beispiele
acid- lat. ạcidus	sauer	Azidose Anazidität Antacida
Aden(o)- gr. adẹn → lat. *glạndula*	Drüse	Adenohypophyse Adenom Lymphadenitis

Wortstamm	Bedeutung	Beispiele
-ämie gr. haịma → **Hämat**(o)-	Blut	Anämie Urämie Hyperämie
Aer(o)- gr. aẹr	Luft	Aerosol Anaerobier Aerobacter aerogenes
-ästhesie gr. aịsthesis	Empfindung	Anästhesie Parästhesie
Agon(o)- gr. agọn	Kampf	Agonie Antagonismus
akr(o)- gr. ạkros	herausragend, das Ende von Körperteilen	Acromion die Akren Akrozyanose
-algesie **-algie** gr. ạlgos und ạlgesis	Schmerz	Neuralgie Analgeticum Cibalgin®
alkal- arab.	basisch	Alkalose Alkalireserve Alkaloide
all(o)- gr. ạllos → gr. **heter**(o)-	anders	Allergie Allopathie Allotransplantat
Andr(o)- gr. anẹr, andrọs	Mann	Andrologie Androgene
Angio- gr. angeịon → lat. *vas*	Gefäß, v. a. Blutgefäß	Angiologie Hämangiom Cholangitis (nicht: → Angina!)

ankyl(o)- gr. ankỵlos	krumm	Ankylose Spondylarthritis ankylopoetica Ancylostoma duodenale
Anth(o)- gr. ạnthos	„Blüte“	Exanthem Enanthem Strophanthin
Arthro- gr. ạrthron → lat. *articulạtio*	Gelenk	Arthrose primär chronische Polyarthritis Periarthritis humeroscapularis
Asthen- → **Sthen-**		
Atresie gr. a-trẹsis = ohne Öffnung	angeborener Verschluß	Ösophagusatresie Analatresie Atresia ani et recti
Atrophie → **Troph**(o)-		
aut(o)- gr. autọs	selbst	Autopsie Autotransplantat autogẹnes Training
Bili- lat. bịlis → gr. **Chole-** → lat. *fẹlleus*	Galle	Ductuli biliferi Bilirubin Hyperbilirubinämie Urobilinogen
Bio- gr. bịos → lat. **Vita-**	Leben	Biologie Biopsie anaerob Antibiotica
Blasto- gr. blastọs	Sproß, Keim, (unreife) Zelle	Blastula Erythroblasten Melanozytoblastom
bol- gr. bạllein = werfen	werfen, bewegen	Ballismus Embolie Metabolite Anabolica

Wortstamm	Bedeutung	Beispiele
brachy- gr. brachỵs	kurz	Brachydaktylie Brachyösophagus (nicht: → brachium!)
brady- gr. bradỵs	langsam	Bradykardie Bradypnoe
Cardi(o)- → **Kardi**(o)-		
Cephal(o) → **Zephal**(o)-		
Chir(o)- gr. cheir	Hand	Chirurgie Chiropraktik
Chole- gr. cholẹ → lat. **Bili-** → lat. *fẹlleus*	Galle	Ductus choledochus Cholesterin Cholezystitis Melancholie (nicht: Chọlera!)
Chondro- gr. chọndros → lat. *cartilạgo*	„Korn“, Knorpel	Mitochondrien Synchondrose Osteochondrose Hypochondrium
Chromat(o)- gr. chrọ̄ma, chrọ̄matos	Farbe	Chromosomen Chromatographie Hämochromatose
Chrono- gr. chrọnos	Zeit	chronisch chronotrop Chronaxie
Cocc- gr. kọkkos	„Beere“	Streptococcus pyogenes Staphylokokken
cyan(o)- → **zyan**(o)-		
Cyclo- → **Zyklo-**		
Cyst(o)- → **Zyst**(o)-		

Cyto- → **Zyto-**		
Demo- gr. dẹmos	Volk	Epidemie Endemie
Dermat(o)- gr. dẹrma, dẹrmatos → lat. *cụtis*	Haut	Epidermis Ektoderm Dermatologie Akrodermatitis chronica atrophicans
Dromo- gr. drọmos	Lauf, Ablauf	Syndrom Prodromalerscheinung dromotrop
-ektasie gr. ẹktasis	Erweiterung	Bronchiektasen Teleangiektasie Atelektase
-ektomie gr. ektomẹ → **-tomie**	operative Entfernung von Organen	Appendektomie Cholezystektomie Vasektomie
-emesis gr. ẹmesis	Erbrechen	Hämatemesis Hyperemesis gravidarum Ant(i)emeticum
Encephalo- → **Zephal**(o)-		
Entero- gr. ẹnteron	Verdauungstrakt, Darm, Dünndarm	Mesenterium parenteral Gastroenterologie Enterokolitis
Enzephalo- → **Zephal**(o)-		
Eos- gr. eōs = Morgenröte → gr. **erythr**(o)- → lat. *rụber*	rot	Eosin eosinophile Leukozyten eosinophiles Adenom

Wortstamm	Bedeutung	Beispiele
Ergo- gr. ẹrgon	Wirkung	Energieumsatz Allergie adrenerg(isch)e Nervenfasern ferner: Organ Chirurg
erythr(o)- gr. erythrọs → gr. **Eos-** → lat. *rụber*	rot, rötlich	Erythrozyten Erythema infectiosum Erysipel
fer- lat. fẹrre = tragen → gr. **phor-**	bringend, führend	Ductus deferens Transferasen Fertilität
fund- **fus-** lat. fụndere	gießen	transfundieren Infusion Diffusion (nicht: fundus!)
Gastr(o)- gr. gastẹr, gastrọs → lat. *ventrịculus* → lat. *vẹnter*	1. Magen	1. A. gastrica dextra Gastritis Gastroskopie
	2. Bauch	2. Epigastrium Hypogastrium
	3. Muskel- bauch	3. M. digastricus M. gastrocnemius
Gen(o)- **-genese** gr. gẹnos und gẹnesis → **Gon**(o)-	Zeugung, Entstehung	Gen Humangenetik Pathogenese ferner (lat.): die Genitalien Regeneration Luxatio coxae congenita (nicht: M. genioglossus!)

-gen gr. -genẹs	1. verursacht von, entstanden aus 2. verursachend, werdend zu	1. endogen iatrogen hepatogen Glykogen 2. pathogen Antigen Glykogen
Geront(o)- gr. gẹron, gẹrontos	Greis	Gerontologie Geriatrie
Gloss(o)- gr. glọ̄ssa u. glōttịs → lat. *lịngua* → lat. *glọttis*	Zunge, Stimmapparat	N. hypoglossus Glossitis Epiglottis Glottisödem
glyk(o)- gr. glykỵs	süß, zuckerhaltig	Glykogen Glucose Hyperglykämie
-gnose gr. gnọ̄sis	Kenntnis, Erkenntnis	Diagnose Prognose Agnosie pathognomonisch
Gon(o)- gr. gonẹ → **Gen**(o)-	Zeugung, Samen	Gonaden Gonadotropin Gonorrhoe
Gony- gr. gọny → lat. *gẹnu*	Knie, Winkel	Gonitis gonorrhoica Trigonum femorale Gonioskopie
-gramm → **-graphie**		
Granulo- lat. grạnulum	Körnchen	Stratum granulosum Granulozyten Granulationsgewebe

Wortstamm	Bedeutung	Beispiele
-graphie **-gramm** gr. grạphein = schreiben	Aufzeich- nungs- verfahren, Darstellung	Angiographie Splenovasographie Mammographie EKG Szintigramm
Gynäk(o)- gr. gynẹ, gynaikọs	Frau	Gynäkologie Gynäkomastie androgyn
Hämat(o)- gr. hạima, hạimatos → **-ämie**	Blut	Hämatologie Hämoglobin Hämophilie Haemophilus influenzae
heter(o)- gr. hẹteros → gr. **all**(o)-	anders, verschieden	heterologe Antikörper heterozygot heterocyclisch
Hist(i)o- gr. histọs und histịon	Gewebe	Histologie Histiozyten Antihistaminica
hol(o)- gr. họlos → gr. **pan-**	ganz, vollständig	holokrine Sekretion holosystolisches Geräusch
Homo lat. họmo, họminis	Mensch	Homo sapiens Trichomonas hominis Humanmedizin
hom(o)- gr. homọs → gr. **is**(o)-	gleich, gemeinsam	homologe Antikörper homosexuell homozygot ferner: Anomalie
homö(o)- gr. homoịos	ähnlich, gleichartig	Homöopathie Homöostase

Hydr(o)- gr. hỵdor, hỵdatos	Wasser	H (= Hydrogenium) hydrophil Hydrozephalus (nicht: Hidradenitis!)
Hypno- gr. hỵpnos	Schlaf	Hypnoticum Hypnose
Hyster(o)- gr. hystẹra → lat. *ụterus* → gr. **Metr**(o)-	Gebärmutter	Hysterektomie Hysterosalpingographie Hysterie
Iatro- gr. iatrọs	Arzt (aus gr./lat.: arch-iater)	iatrogen Pädiatrie Psychiater (nicht: → -iasis!)
idi(o)- gr. ị̣dios	eigen	idiopathisch Idiotie
is(o)- gr. ịsos → gr. **hom**(o)-	gleich, derselbe	isotonische Lösung Isotransplantat Anisozytose
Kardi(o)- gr. kardịa → lat. *cor* → lat. *cardịacus*	1. Herz 2. Mageneingang	1. Plexus cardiacus Kardiologe Endokarditis 2. Pars cardiaca Kardiainsuffizienz Kardiakarzinom
Karzino- gr. karkịnos	Krebs	Karzinom Carcinoma in situ karzinogen (= kanzerogen)
Kephal(o)- → **Zephal**(o)-		
Kerat(o)- gr. kẹras, kẹratos = Horn → lat. *cọrnu*	1. Hornschicht der Haut 2. Hornhaut des Auges	1. Keratom Hyperkeratose 2. Keratokonjunktivitis Keratoplastik

Wortstamm	Bedeutung	Beispiele
kine- gr. kinẹin	bewegen	Pharmakokinetik Kinetose Thrombokinase
klin- gr. klịnein und klịne	neigen, Bett	Klinodaktylie Klinik klinischer Tod ferner: klimatischer Kurort Klimakterium
Kokk- → **Cocc-**		
Kolpo- gr. kọlpos → lat. *vagịna*	Scheide	Kolpitis Kolposkopie
Kreat(o)- gr. krẹas, krẹōs → gr. **Sark**(o)-	„Fleisch“	Pancreas Pankreatitis Kreatinin
krin- gr. krịnein = scheiden	1. ausscheiden 2. entscheiden 3. unterscheiden	1. Endokrinologie exokrine Drüse ferner (lat.): Sekretion 2. thyreotoxische Krise 3. Hämatokrit Epikrise
krypt(o)- gr. kryptọs	verborgen	Cryptae tonsillares Kryptorchismus
Lakt(o)- lat. lac, lạctis	Milch	Ductus lactiferi Laktation Lactose ferner (gr.): Galaktose

Lapar(o)- gr. lapara	Bauch	Laparotomie Laparoskopie
lep- gr. lambanein	„ergreifen"	Epilepsie Neuroleptica
lept(o)- gr. lepein = abschälen	dünn, zart	leptosom Leptospiren Leptomeningitis ferner: Lepra Neurilemm
leuk(o)- gr. leukos → lat. *albus*	weiß, hell	Leukozyten Leukose Leukosilk®
Lipo- gr. lipos	Fett	Lipide Lipom Hyperlipämie
Litho- gr. lithos	Stein	Cholelithiasis Nephrolithotomie Litholyse
Logo- gr. logos = Wort	1. Sprache	1. Logopädie ferner (lat.): Legasthenie
	2. Merkmal	2. Fallotsche Tetralogie homologe Antikörper
	3. Wissenschaft, Fachgebiet	3. Pathologie physiologisch Kardiologe
-lyse gr. lyein = lösen	Lösung, Auflösung	Analyse Hämolyse Spasmolyticum
makr(o)- gr. makros → lat. *magnus* → gr. **megal**(o)-	groß, lang	makroskopisch Makroglia Makroglossie Makroglobulinämie

Wortstamm	Bedeutung	Beispiele
mal- lat. mạlus	schlecht	Malabsorption Malaria Petit mal
malign- lat. malịgnus	bösartig	maligne Malignom
Manie gr. manịa	Trieb, Wahnvor- stellung	manisch-depressiv kleptoman
Masto- gr. mastọs → lat. *mạmma* → lat. *mastoịdeus*	1. weibliche Brust 2. Warzen (-fortsatz)	1. Mastitis Mastopathia chronica cystica 2. Processus mastoideus Mastoiditis
megal(o)- gr. mẹgas → lat. *mạgnus* → gr. **makr**(o)-	groß, vergrößert	Megalozyten Megakolon Hepatosplenomegalie
melan(o)- gr. mẹlas, mẹlanos → lat. *nịger*	schwarz, dunkel	Melanom Melaena neonatorum Melancholie (nicht: Dysmelie!)
Men(o)- gr. mẹn, menọs = Mond, Monat	Monats- blutung	Menarche Menorrhagie Trimenon ferner: Meniscus Menstruation (lat.)
Mening(o)- gr. mẹninx, mẹningos → lat. *mạter*	Hirn- oder Rückenmarks- haut	Meninges A. meningea media Meningitis cerebrospinalis epidemica

mes(o)- gr. mẹsos → lat. *mẹdius* → lat. *mesentẹrium*	1. der mittlere 2. Duplikatur (v. a. des Bauchfells)	1. Mesencephalon Mesaortitis Mesogastrium (topograph.) 2. Mesenterium Mesogastrium (embryolog.) Mesotendineum
Metr(o)- gr. mẹtra → lat. *ụterus* → gr. **Hyster**(o)-	Gebärmutter	Myometrium Metrorrhagie Parametritis Pyometra
Metro- **-metrie** gr. mẹtron	Maß	Meter Thermometrie Emmetropie
mikr(o)- gr. mikrọs → lat. *pạrvus*	klein	Mikroskop Mikrobiologie Mikrotom
-mnese gr. mnẹme	Erinnerung	Anamnese retrograde Amnesie
mon(o)- gr. mọnos	allein, einzeln	Monozyt Monosaccharid Trichomonas vaginalis
Morph(o)- gr. morphẹ	Gestalt, Form	Morphologie polymorph (nicht: Morphium!)
mult- lat. mụltus → gr. **poly-**	viel	Multipara multiple Sklerose Erythema exsuda- tivum multiforme
My(o)- gr. mys, myọs → lat. *mụsculus*	Muskel	Myokard Myọm Myositis (nicht: Myopie!)

Wortstamm	Bedeutung	Beispiele
Myelo- gr. myelọs → lat. *medụlla*	1. Knochen- mark 2. Rückenmark	1. Osteomyelitis Myeloblasten 2. Poliomyelitis epidemica (= P. anterior acuta)
Myk(o)- gr. mỵkes	Pilz	(Dermato)mykosen Antimykotica Erythromycin
Myx(o)- gr. mỵxa → *mucọsus*	Schleim	Myxödem Myxom Myxoviren
nat- lat. nạsci = geboren werden, entstehen	geboren	Perinatologie Lues connata Naturheilkunde
nekr(o)- gr. nekrọs	tot, abgestorben	Nekrose Nekrospermie
neo- gr. nẹos	jung, neu	Neoplasma (Neoplasie) Icterus neonatorum Neoteben®
Nephro- gr. nephrọs → lat. *ren*	Niere	Nephron Glomerulonephritis Hypernephrom
Neuro- gr. nẹuron → lat. *nẹrvus*	Nerv	Neuron Neuritis Neurose ferner: Aponeurose
Noso- gr. nọsos → gr. **Path**(o)- → lat. *Mọrbus*	Krankheit	Nosologie Zoonosen (nicht: Karzinose!)

Odont(o)- gr. odụs, odọntos → lat. *dens*	Zahn	Periodontium Odontoblasten Parodontose
Ödem gr. oidẹma, oidẹmatos	Flüssigkeits- ansammlung	Lungenödem Quinckesches Ödem Myxödem
olig(o)- gr. olịgos	wenig	Oligurie Oligophrenie ferner: Oligakisurie
Onko- gr. ọnkos	Anschwellung, Geschwulst	Onkologie onkogene Viren onkotischer Druck
Onych(o)- gr. ọnyx, ọnychos → lat. *ụnguis*	Fingernagel, Zehennagel	Onychomykose Paronychie
Oo- gr. ọ̄on	Eizelle	Oogenese ferner (lat.): → ovarium Ovulation
op- gr. Stamm op- → gr. **Ophthalmo-**	sehen	N. opticus Biopsie Myopie
Ophthalmo- gr. ophthalmọs → lat. *ọculus* → gr. **op-**	Auge	N. ophthalmicus Ophthalmologie Exophthalmus sympathische Ophthalmie
Orchi- gr. ọrchis → lat. *tẹstis*	Hoden	Kryptorchismus Orchitis
orth(o)- gr. orthọs	1. richtig 2. aufrecht 3. chemisch	1. Orthopädie Orthoptik 2. Orthopnoe orthostatisch 3. ortho-Xylol

Wortstamm	Bedeutung	Beispiele
Osteo-	Knochen	Periost(eum)
gr. ostẹon		Periostitis ossificans
→ lat. *ŏs,* ọssis		Osteomyelitis
Ot(o)-	Ohr	Gl. parotis
gr. ūs, ōtọs		Otitis media
→ lat. *ạuris*		Otosklerose
oxy-	1. scharf,	1. Oxyuriasis
gr. oxỵs	spitz	paroxysmale Tachykardie
	2. sauerstoff-	2. Oxid (Oxyd)
	haltig	Hypoxämie
pachy-	dick	Pachymeningitis
gr. pachỵs		Pachydermie
Päd(o)-	Kind	Pädiatrie
gr. pais, paidọs		Orthopädie
pan-	ganz,	Pancreas
gr. pas	vollständig	Pandemie
→ gr. **hol**(o)-		Panmyelopathie
Path(o)-	Leiden,	Pathologie
gr. pạthos	Erkrankung	Truncus sympathicus
→ gr. **Noso-**		Osteopathie
→ lat. *Mọrbus*		Homöopathie
-penie	Mangel	Leukopenie
gr. penịa	(v. a. von	Lymphopenie
	Blutzellen)	Thrombopenie
pept-	verdauen	Polypeptide
gr. pẹptein		Pepsin
		Ulcus pepticum

phag- gr. phagein	essen, fressen	Oesophagus (Esophagus) Phagozytose Bakteriophagen
phan- gr. Stamm phan-	erscheinen	Phänotyp Phantomschmerz Pseudologia phantastica
Pharmako- gr. pharmakon	Heilmittel	Pharmakologie Pharmazie Psychopharmaca
-phil gr. philos	neigend zu etwas	lipophil basophil Drosophila melanogaster
Phleb(o)- gr. phlebs, phlebos → lat. *vena*	Vene	(Thrombo)phlebitis Phlebektomie
phleg- **phlog-** gr. phlegein	brennen, entzündet sein	Phlegmone Appendicitis phlegmonosa Antiphlogistica
Phobo- gr. phobos	Angst	Phobie hydrophob Thrombophob®
phor- gr. phorein → lat. **fer-**	bringen, tragen	Phosphor Elektrophorese Chromatophoren
Phot(o)- gr. phōs, phōtos	Licht	Phosphor Photosynthese Photometer
Phren(o)- gr. phren, phrenos → lat. *diaphragma*	1. Zwerchfell 2. geistig-seelischer Zustand	1. N. phrenicus subphrenischer Abszeß 2. Schizophrenie Oligophrenie

Wortstamm	Bedeutung	Beispiele
Physi(o)- gr. physis	Wuchs, Natur	Hypophyse Physiologie ferner: Rhinophym Trichophytie (nicht: Emphysem!)
Planta lat. planta → *planta*	1. „Pflanze" 2. Fußsohle	1. Transplantation Implantation 2. Arcus plantaris Plantarreflex
-plasie **-plasma** gr. plattein = formen	Gebilde	Protoplasma Neoplasma (Neoplasie) Dysplasie Plasmozytom
-plastik gr. plattein = formen	operative Wiederherstellung	Rhinoplastik Keratoplastik
-plegie **-plexie** gr. plēgē = Schlag	„Schlag", Lähmung	Hemiplegie Paraplegie Apoplexie
Pneumat(o)- gr. pneuma	Luft	Pneumothorax Retropneumoperitoneum Pneumatisation
Pneumon(o)- gr. pneumon → lat. *pulmo*	Lunge	Pneumonie Pneumologie
-pnoe gr. pnoe	Atmung	Dyspnoe Orthopnoe
-poëse gr. poiesis	Entstehung	Erythropoese Spondylarthritis ankylopoetica

polio-	grau	Poliomyelitis
gr. poliọs		Polioenzephalitis
poly-	viel,	Polysaccharid
gr. polỵs	zahlreich	Polyp
→ lat. **mult-**		Polyurie
		ferner:
		Pollakisurie
		(nicht: Poliklinik!)
Prokto-	Mastdarm,	Proktologe
gr. proktọs	After	Proktitis
→ lat. *rẹctum*		Proktoskop (Rektoskop)
→ lat. *ạnus*		Ultraproct®
pseud(o)-	falsch,	Pseudarthrose
gr. pseudẹ̄s	scheinbar	pseudomembranöse
		Entzündung
Psych(o)-	Seele	Psychiatrie
gr. psychẹ		Psychotherapie
		Psychose
-ptose	„Fall“,	Ptosis
gr. ptọ̄sis	Senkung	Gastroptose
		ferner:
		Symptom
Pyelo-	Nierenbecken	Pyelonephritis
gr. pỵelos		Pyelogramm
→ lat. *Pẹlvis renạlis*		
Pyo-	Eiter	Empyem
gr. pỵon		Pyonephrose
		ferner (lat.):
		Pustel
Pyr(o)-	Feuer, Fieber	Pyromanie
gr. pyr		Antipyretica
Radio-	Strahl	Radiologie
lat. rạdius		Radiojodtest
→ *radius*		

Wortstamm	Bedeutung	Beispiele
Retikulo- lat. retịculum → lat. *rẹte* → lat. *retịna*	„kleines Netz“, netzartige Struktur: 1. im Bindegewebe 2. im Erythrozyten	 1. Retikulumzelle retikulo-endotheliales System (RES) Retikulose 2. Retikulozyt Retikulozytose
rhag- Stamm rhag- = zerreißen	Riß, Blutung	Rhagaden hämorrhagische Diathese Metrorrhagie ferner: Rhexisblutung Katarakt
Rhin(o)- gr. rhis, rhịnos → lat. *nạsus*	Nase	Rhinitis Rhinophym Postrhinoskopie
-(r)**rhoe** gr. rhoẹ	Fluß, Ausfluß	Diarrhoe Gonorrhoe Katarrh ferner: Rheographie rheumatisches Fieber Hämorrhoiden
Salping(o)- gr. sạlpinx, sạlpingos = Trompete → lat. 1. *Tụba uterịna* 2. *Tụba auditịva*	1. Eileiter 2. Ohrtrompete	1. Salpingitis Pyosalpinx Salpingographie 2. M. salpingopharyngeus

Sark(o)-	„Fleisch“	Sarkom
gr. sarx, sarkọs		Sarkolemm
→ gr. **Kreat**(o)-		Anasarka
schiz(o)-	spalten	Schizophrenie
gr. schịzein		Schizomyceten
		Schizonten
Sepsis	Fäulnis	Sepsis
gr. sẹpsis		aseptisch
		septischer OP
skler(o)-	hart,	Sklerodermie
gr. sklerọs	trocken	Arteriosklerose
→ lat. *sclera*		Skleritis
skop-	Betrachtung,	Mikroskop
gr. skopẹin	Untersuchung	Endoskopie
= betrachten		Stethoskop
Somat(o)-	Körper	somatotropes Hormon (STH)
gr. sọma, sọmatos		Psychosomatik
		Chromosom
Sono-	Klang	Sonographie
lat. sọnus		hypersonorer Klopfschall
Spasmo-	Muskelkrampf	Pylorospasmus
gr. spasmọs		Spasmolytica
		spastische Lähmung
Spermat(o)-	Samen	Funiculus spermaticus
Spermio-		Spermien
gr. spẹrma, spẹrmatos		Spermiogenese
und spermẹion		Spermiogramm
		ferner:
		Sporen
Spir(o)-		
1. gr. spẹira	1. Windung	1. Curschmannsche Spiralen
		Spirillum minus
		Leptospiren
2. lat. spirạre	2. atmen	2. Spirometrie
		respiratorische Arrhythmie

Wortstamm	Bedeutung	Beispiele
Splen(o)- gr. splen, splenọs → lat. *lịen*	Milz	Splenomegalie Splenektomie Splenoportographie ferner (engl.): „Spleen“
Spondylo- gr. spọndylos → lat. *vẹrtebra*	Wirbel	Spondylitis tuberculosa Spondylosis deformans
Staphyl(o)- gr. staphylẹ	1. Traube 2. Zäpfchen	1. Staphylokokken Staphylom 2. Staphyloschisis
-stase gr. stạsis	1. Stillstand Stauung 2. Standort	1. Hämostase Cholestase (Cholostase) Zytostatica 2. Metastase Prostata Rektusdiastase ferner (lat.): Interstitium Substitution
sten(o)- gr. stenọs	eng, verengt	Mitralstenose Stenokardie
stere(o)- gr. stereọs	starr, räumlich	Steroide stereotyp stereotaktische Operation
Sthen- gr. sthẹnos	Kraft	Astheniker Myasthenia gravis Isosthenurie
stol- gr. stẹllein = senden	ziehen	Diastole Systole ferner: Peristaltik

Stomat(o)- gr. stọma, stọmatos → lat. *ōs*, ọris	1. Mund 2. natürl. oder künstl. Verbindung	1. Stomatitis Ancylostoma duodenale 2. arteriovenöse Anastomose portokavale Anastomose Ileotransversostomie
strepto- gr. streptọs	gedreht, kettenförmig	Streptokokken Streptomycin
Sud(or)- lat. sudạre u. sụdor	schwitzen, Schweiß	Gll. sudoriferae Transsudat Exsudat
tachy- gr. tachyṣ	schnell	Tachykardie Tachypnoe
Tel(o)- gr. tẹlos	Ende	Telencephalon Telophase Atelektase
Terat(o)- gr. tẹras	Mißbildung	Teratom Teratologie teratogen
Thel- gr. thẹle	Brustwarze	Thelitis ferner: Epithelgewebe Endothel
therm(o)- gr. thermọs	warm	Thermometer thermophil Hyperthermie
Thrombo- gr. thrọmbos	Blutpfropf	Thrombozyt Prothrombin Thrombose
Thymo- 1./2. gr. thymọs 3. gr. thymon	1. Thymus (-drüse) 2. „Gemüt" 3. Thymian	1. Lobuli thymi Thymus-Syndrom 2. Thymoleptica katathym 3. Thymol(trübungstest)

Wortstamm	Bedeutung	Beispiele
Thyreo- gr. thyreọs = Schild → lat. *thyroịdeus*	Schilddrüse	Gl. thyroidea (ohne -e-!) Hyperthyreose Thyroxin ferner: Parathormon
-tomie gr. tomẹ → gr. **-ektomie**	Schnitt, Eröffnung	Anatomie Dermatom Laparotomie Ureterolithotomie Tomographie
Tono- gr. tọnos	Spannung, (Blut)druck	Periton(a)eum Muskeltonus isotonische Lösung Hypertonie (Hypertension) Tonometrie ferner: Tetanus Tetanie Tenesmen → **-ektasie**
Topo- gr. tọpos	Ort	topographische Anatomie Isotop Ektopie
Toxiko- gr. toxikọn	Gift	Toxikologie Intoxikation Toxine
Toxo- gr. tọxon	Bogen	Toxoplasma gondii Toxoplasmose
Traumat(o)- gr. trauma, traumatos	Verletzung, Wunde	Traumatologie atraumatische Naht Trauma (nicht: Traum!)

Trich(o)-	Haar	Trichine
gr. thrix, trichọs		Trichomonaden
→ lat. *pịlus*		Trichophytie
→ lat. *capịllus*		
-trop	einwirkend,	ergotrop
gr. trẹpein =	gerichtet auf	adrenokortikotropes Hormon
drehen, wenden	etwas	ferner:
		Treponema pallidum
		Trypanosoma gambiense
		Trepanation
		Atropin
Troph(o)-	Ernährung,	Dystrophie
gr. trophẹ	Wachstum	Hypertrophie
		trophotrop
Uro-	Harn, Urin	Ureter
gr. ụron		Enuresis nocturna
		Urämie
		Hämaturie
Varic(o)-	Krampfader	Varizen
lat. vạrix, vạricis		Ulcus cruris varicosum
		(nicht: Variola, Varizellen!)
Vita-	Leben	Vitamin
lat. vịta		Vitalkapazität
→ gr. **Bio-**		ferner:
		in vivo
xanth(o)-	gelb	Xanthom
gr. xanthọs		Xanthelasma palpebrarum
→ lat. *flạvus*		
→ lat. *lụteus*		
xer(o)-	trocken	Xeroderma pigmentosum
gr. xērọs		Xerophthalmie
-zele	Bruch,	Hydrozele
gr. kẹ̄lē	Hernie	Varikozele
→ lat. *Hẹrnia*		

Wortstamm	Bedeutung	Beispiele
Zephal(o)- gr. kephalẹ →lat. *cạput*	Kopf	Truncus brachiocephalicus Encephalon Kephalhämatom
-zid lat. cạedere = töten	tötend	Suizid bakterizid fungizid ferner: → incisura Probeexzision (nicht: Rezidiv!)
Zoo- gr. zọon	Lebewesen, Tier	Zoologie Protozoen Zoonose
zyan(o)- gr. kyạneos	blau	Zyanose Pseudomonas pyocyanea Zyankali
Zyklo- gr. kỵklos	Kreis	anovulatorischer Zyklus heterozyklische Verbindungen Zyklothymie Iridozyklitis
Zyst(o)- gr. kỵstis → lat. *vesịca* → lat. *vesicạlis* → lat. *cỵsticus*	1. Blase 2. Harnblase 3. Gallenblase	1. Ovarialzyste Retentionszyste 2. Zystoskopie Cystitis cystica 3. Ductus cysticus Cholezystitis
Zyto- gr. kỵtos → lat. *cẹllula*	Zelle	Zytologie Erythrozyt Cytostatica

Die oben S. 47 erwähnte *lateinisch-griechische „Doppelgleisigkeit"* der medizinischen Fachsprache besteht zwar weithin, aber nicht durchgehend. Es liegt nahe, daß *anatomische* Begriffe, die aus dem *Griechischen* stammen, die Grundlage auch für Bezeichnungen der klinischen Medizin, Pathologie, Biochemie, Pharmakologie usw. sind. Doch werden solche Termini nicht selten teilweise oder ganz auch aus *lateinischen* Wörtern – nicht nur anatomischen – gebildet; das gilt besonders für die Benennung spezieller Krankheitsbilder durch lateinische Adjektive. Die Bedeutung des Lateinischen für die medizinische Fachsprache insgesamt wird jedoch aus dem vorangehenden Abschnitt nur gelegentlich deutlich, weil die bereits früher erwähnten anatomischen Termini unberücksichtigt bleiben. Daher werden im folgenden zusätzlich einige Beispiele genannt, die von lateinischen (oder latinisierten) anatomischen Bezeichnungen ausgehen.

Bronchitis
Hepatitis epidemica
Pleuritis diaphragmatica
Conjunctivitis follicularis
Appendicitis subacuta
Tendovaginitis
Sinusitis maxillaris
Fibroma durum
Facies abdominalis
Patellarsehnenreflex (PSR)
Mammographie
Lumbalpunktion
portokavale Anastomose
Adrenalin
Heparin
Prostaglandine
Tuberculostatica

Zur Bedeutung der lateinischen Sprache für die klinische Terminologie sei außerdem auf die *Einzelbegriffe* (S. 94–98) hingewiesen.

Stellen Sie aus Kapitel III, Abschnitte B–H (S. 10–44), sowie aus Kapitel IV, Abschnitt A (S. 47–72), Bezeichnungen folgenden Inhalts zusammen:

Größe
Farben
Organe, Organabschnitte
Gewebe, Gewebsschichten
Körperflüssigkeiten
diagnostische Methoden
therapeutische Verfahren

B. Präfixe (Vorsilben)

Grundform und abgeänderte Formen	Bedeutung	Beispiele	Bemerkungen
a- an- (gr.)	Verneinung (α privativum)	Atom Avitaminose anorganisch Anästhesie Analgetica Anämie	→ lat. **in-** (2) Zu a- vgl. auch: ab- und ad-; zu an- vgl. auch: ana-
ab- a- abs- (lat.)	ab, weg (räumlich oder begrifflich)	M. abductor . . . N. abducens Abort(us) abnorm Amotio retinae Abszeß	→ gr. **apo-** Zu a- vgl. auch: a- und ad-

ad- ac- af- ag- ap- ar- as- a- (lat.)	an, heran, nahe bei, hinzu	M. adductor . . . Adrenalin N. accessorius Vas afferens Agglutination Akkommodation Appendektomie Mm. arrectores pilorum Assimilation Colon ascendens	Gebrauch als Präposition: Aditus ad antrum ad usum externum Dislocatio ad axin Zu a- vgl. auch: a- und ab-
ambi- amb- am- (lat.) **amphi-** (gr.)	nach beiden Seiten, ringsum	Ambivalenz Ambulanz Amputation Amphibien Amphiarthrose	→ lat. **circum-** → gr. **peri-** (nicht: Ampulle!)
ana- an- (gr.)	(1) auf, hinauf (2) auseinander (3) zusammen, wieder	Anode Anabolica Analyse Anatomie Anaphase Anastomose Anamnese	Zu an- vgl. auch: a-
ante- (lat.)	vor	Antebrachium A. cerebri anterior Anteflexio uteri	→ lat. **prae-** → gr./lat. **pro-** Gebrauch als Präposition: ante partum (a. p.)

Grundform und abgeänderte Formen	**Bedeutung**	**Beispiele**	**Bemerkungen**
anti- ant- (gr.)	gegen, gegenüber	Antigen-Antikörper- Reaktion (AAR) Antibiotica Antagonismus Antabus®	→ lat. **contra-** → lat. **ob-**
apo- (gr.)	ab, weg	apokrine Drüsen Apoplexie Apotheke	→ lat. **ab-**
circum- (lat.)	ringsum	A. circumflexa humeri zirkumskript ferner: Circulus arteriosus Circulus vitiosus	→ lat. **ambi-** → gr. **peri-**
con- col- com- co- (lat.)	zusammen, mit	Conjunctiva Kontraktion Kollaps Commotio cerebri Coenzym Koitus	→ gr. **syn-** Gebrauch als Präposition: Ramus communicans cum . . .
contra- (lat.)	gegen, gegenüber	Kontraindikation Kontrazeption Contrecoup (frz.)	→ gr. **anti-** → lat. **ob-**
de- des- (lat.)	ab, herab, weg	Aorta descendens Depression Desinfektion Desoxyribonukleinsäure (DNS, DNA)	→ gr. **kata-** (1)

dia- di- (gr.)	hindurch, auseinander, zwischen	Diarrhoe Diagnose Diabetes Dialyse Diurese Dioptrie Diencephalon	→ lat. **dis-** → lat. **inter-** → lat. **per-** Zu di- vgl. auch: dis- und di- (s. Zahlwörter)
dis- dif- di- (lat.)	auseinander, zwischen	Dissoziation Dislokation Diffusion Differentialdiagnose M. dilatator . . . Divertikel	→ gr. **dia-** → lat. **inter-** Zu di- vgl. auch: dia- und di- (s. Zahlwörter)
dys- (gr.)	Norm- abweichung, krankhafte Störung	Dyspnoe Dysmenorrhoe Dystrophie	
e- **ek-** **ex-** ef- (gr./lat.)	aus, heraus	Ejakulation Evolution chronisches Ekzem → -ektomie M. extensor . . . Extraktion Vas efferens Effloreszenzen	Gebrauch als Präposition: Foetor ex ore
ekto- **exo-** **extra-** (gr./lat.)	außerhalb	Ektoderm exokrin exogen extrazellulär Extrasystole	
en- em- (gr.)	in, hinein	Encephalon Enuresis Embolie Emphysem	→ lat. **in-** (1)

Grundform und abgeänderte Formen	Bedeutung	Beispiele	Bemerkungen
endo- **ento-** end- ent- (gr.)	innen, innerhalb	Endometrium Endokrinologie endogen Entoderm Endarteriitis entoptisch	
epi- ep- (gr.)	(1) auf, bei (2) nach (zeitlich)	Epidermis Epidemie Ependym Epikrise Epheliden	 → gr. **kata-** (2) → gr. **meta-** (2) → lat. **post-** (2)
eu- (gr.)	normal, gut	euthyreote Struma Eugenik Euthanasie	
hyper- (gr.)	über, Überfunktion	Hyperglykämie Hyperthyreose Hypertonie	→ lat. **super-**
hypo- hyp- (gr.)	unter, Unterfunktion	Hypophyse Hypoglykämie Hypotonie Hyphaema	→ lat. **infra-** → lat. **sub-**
in- im- ir- (lat.)	(1) in, hinein	Incisura cardiaca Infusion Infarkt Infektion Implantation „Impfung“	→ gr. **en-** Gebrauch als Präposition: in vivo in vitro Carcinoma in situ

in- (Forts.)	(2) Verneinung	inoperabel Insuffizienz Impotentia coeundi irreversibel	→ gr. **a-**
infra- (lat.)	unterhalb	Fossa infraspinata Infrarot A. cava inferior	→ gr. **hypo-** → lat. **sub-**
inter- (lat.)	zwischen	Discus intervertebralis interzellulär Interdigitalmykose	→ gr. **dia-** → lat. **dis-**
intra- **intro-** (lat.)	innerhalb, nach innen, von innen	intrazellulär intravenös Introitus vaginae introvertiert intrinsic factor (engl.)	Gebrauch als Präposition: intra partum
kata- kat- cata- (gr.)	(1) herab (2) danach (zeitlich)	Kat(h)ode Cataracta traumatica Katarrh Katheter Katamnese	→ lat. **de-** → gr. **epi-** (2) → gr. **meta-** (2) → lat. **post-** (2)
meta- met- (gr.)	(1) dahinter (räumlich) (2) danach (zeitlich) (3) Veränderung, Wechsel (4) chemisch	Metacarpus Metencephalon Metaphase Methämoglobin Metamorphose Metastase Metabolit meta-Xylol	→ lat. **post-** (1) → gr. **epi-** (2) → gr. **kata-** (2) → lat. **post-** (2)

Grundform und abgeänderte Formen	**Bedeutung**	**Beispiele**	**Bemerkungen**
ob- oc- op- (lat.)	gegen, hinten	Medulla oblongata Obstipation Os occipitale Opposition des Daumens	→ gr. **anti-** → lat. **contra-**
para- par- (gr.)	(1) (da)neben, (da)bei	Gl. parathyroidea Parasympathikus Paratyphus Gl. parotis parenteral	
	(2) pathologische Normabweichung	Paraprotein Paramyeloblast Parästhesie	
	(3) chemisch	para–Xylol	
per- (lat.)	durch, hindurch		→ gr. **dia-** Gebrauch als Präposition: per os (= peroral); per primam (intentionem)
	(1) räumlich	Perforation Permeabilität perkutan	
	(2) zeitlich	Dentes permanentes persistierend	
	(3) Intensivierung	Pertussis Perkussion pervers	
peri- (gr.)	um . . . herum	Periost Periton(a)eum Perinatologie	→ lat. **ambi-** → lat. **circum-**

post- (lat.)	hinter, danach (1) räumlich (2) zeitlich	 A. cerebri posterior Gyrus postcentralis Postrhinoskopie postoperativ Postcholezystektomie-Syndrom	→ gr. **epi-** (2) → gr. **kata-** (2) → gr. **meta-** (1), (2) Gebrauch als Präposition: post partum (= postnatal)
prae- pre- (PNA) (lat.)	vor (1) räumlich (2) zeitlich	 Prämolaren Gyrus pr(a)ecentralis Präventivmedizin Präkanzerose prämenstruelles Syndrom	→ lat. **ante-** → gr./lat. **pro-** (1), (2)
pro- (gr./lat.)	(1) davor (räumlich) (2) vorher (zeitlich) (3) im Verhältnis zu, für, anstelle von	Processus spinosus Prostata Prolaps Prothrombin Prophylaxe Prognose Prozent Prolaktin Prothese	→ lat. **ante-** → lat. **prae-** Gebrauch als Präposition: pro infantibus pro die
re- (lat.)	zurück, wieder (1) räumlich (2) zeitlich	 N. laryngeus recurrens Reposition Resektion Febris recurrens Rezidiv Rekonvaleszenz	

Grundform und abgeänderte Formen	Bedeutung	Beispiele	Bemerkungen
re- (Forts.)	(3) Intensivierung	Rezept Novadral retard® Retardierung	
retro- (lat.)	hinter, zurück (1) räumlich (2) zeitlich	 Retroperitonealraum Retroflexio uteri retrogrades Pyelogramm retrograde Amnesie	
se- (lat.)	weg . . . von, heraus	Sekretion sezernieren	
sub- suc- suf- sug- sup- sus- (lat.)	unter, unterhalb	Gl. sublingualis subkutan subakut subdurales Hämatom Suggestion Suppositorium Suspensorium	→ gr. **hypo-** → lat. **infra-**
super- **supra-** (lat.)	darüber	A. cerebelli superior A. intercostalis suprema A. temporalis superficialis Superinfektion Gl. suprarenalis	→ gr. **hyper-**

syn- sym- (sy-) (gr.)	mit, zusammen	Synapse Syndrom Symptom Sympathikus Systole	→ lat. **con-**
trans- (lat.)	hindurch, hinüber	Colon transversum Transfusion Transplantation Transaminasen transrektal	
ultra- (lat.)	jenseits	Ultraschall Ultrazentrifuge	

C. Suffixe (Nachsilben)

Grundform und abgeänderte Formen	**Bedeutung**	**Beispiele**	**Bemerkungen**
-ăc-us	Lage, Zugehörigkeit	Plexus cardịăcus Crista iliaca	
-āe-us			→**-ē-us**
-āgo -īgo	(krankhafte) Aktivität	Lumbāgo Vertīgo Impetīgo	

Grundform und abgeänderte Formen	Bedeutung	Beispiele	Bemerkungen
-āl-is -ār-is	(1) Zugehörigkeit, Ähnlichkeit (2) chemisch: Aldehyd (3) biologische Klassifikation (Ordnung)	cerebralis cerebellaris Kapillaren sexuell Aethanal (Acetaldehyd) Mammalia Eubacteriales	eigentl. arab. Präfix
-ān-us	(1) Lage, Zugehörigkeit (2) Beziehung zur Ordnungszahl (3) chemisch: gesättigte KW-Verbindung	N. mediānus Humanmedizin Malaria tertiana (Tertiana) Methan Cycloalkan	
-ār-is			→ **-āl-is**
-ārĭ-us			→ **-ĭ-us**
-āse	Enzym (Ferment)	Lipase Transaminase Thrombokinase	
-ātĭo			→ **-ĭo**

-āt-us	(1) Ähnlichkeit (2) Ergebnis eines Vorgangs (3) chemisch: Salz	A. arcuata Derivat Transplantat Phosphat Albuminat	eigentl.: lat. Partizip Perfekt Passiv
-bĭl-is	Fähigkeit, Möglichkeit	Permeabilität operabel	vgl. auch **-īl-is**
-bŭl-um	Mittel, Werkzeug	Acetabulum Mandibula	
-cŭl-us	Verkleinerung (Diminutiv)	musculus tuberculum Tuberkulose	vgl. auch **-ŭl-us**
-ĕll-us	Verkleinerung (Diminutiv)	Cerebellum Organell(e) Salmonellen	
-ēn	ungesättigte KW-Verbindung mit Doppelbindung(en)	Aethen (Aethylen) Azulen Phenanthren	
-ē-us -aē-us	(1) Zugehörigkeit (2) biologische Klassifikation (Familie)	A. meningẹa M. glut(a)eus Micrococcaceae Mycobacteriaceae	
-ĕ-us	Beschaffenheit, Ähnlichkeit, Inhalt	Stratum cọrnĕum Cornea Vesica fellea	

Grundform und abgeänderte Formen	Bedeutung	Beispiele	Bemerkungen
-ĭ-a	(1) Symptom, Krankheit, diagnost. u. therapeut. Verfahren (2) Entzündung (3) Wissensgebiet	Hämaturie Anaemia splenica Endoskopie Appendektomie Pneumonie Paronychie Anatomie Pathologie Psychiatrie	
-iăs-is	Krankheit	Cholelithiasis Psoriasis Oxyuriasis	
-ĭc-us	(1) Zugehörigkeit (2) Funktion (3) Wissensgebiet, Institution (4) Arzneimittelgruppe	Ductus pancreaticus N. ophthalmicus N. opticus Entamoeba histolytica Physik Psychosomatik Klinik Antibiotica Zytostatica	
-idĕ-us	(1) Ähnlichkeit (2) chemisch: Salz und andere chem. Verbindung	Gl. thyroidea Arachnoidea Karzinoid Chlorid Monosaccharid Sulfonamid	

-īgo			→ **-āgo**
-īl-is **-ĭl-is**	(1) Fähigkeit (2) Zugehörigkeit	kontraktil Fertilität Climacterium virile infantil	vgl. auch **-bĭl-is**
-ĭll-us	Verkleinerung (Diminutiv)	Fibrillen Morbilli Penicillin	
-īn-us	(1) Zugehörigkeit, Ähnlichkeit	A. uterina Trichine	
	(2) chemisch: Bezeichnung von Substanzen		
	a. Herkunft	Insulin Kreatin Kreatinin	
	b. Form, Eigenschaft	Hämoglobin Chromatin	
	c. Enzym, Hormon	Pepsin Adrenalin	
	d. Abwehrstoff	Agglutinin Hämolysin	
	e. Alkaloid	Nikotin Chinin	
	f. ungesättigte KW-Verbindung mit einer Dreifachbindung	Alkine Aethin (Acetylen)	
	g. verschiedene heterozyklische Verbindungen	Purin Phenothiazin	

Grundform und abgeänderte Formen	Bedeutung	Beispiele	Bemerkungen
-ĭn-us	Zahl- oder Zeitangabe	N. trigemĭnus Dens serotĭnus	
-ĭo	Vorgang, Tätigkeit	Dentitio(n) Sectio vaginalis Sekretion	
-isāre	Tätigkeit	pasteurisieren katheterisieren Vaskularisation	
-ĭsmus	(1) Normabweichung, Krankheit, Vergiftung (2) Sammelbegriff	Albinismus Meningismus Alkoholismus Ergotismus Organismus	
-it	(1) kleine Gebilde (2) chemisch: Salz	Neurit Dendrit Sulfit Nitrit	
-ĭtis -ītĭd-	Entzündung	Nephrĭtis (Plural: Nephrītĭden) Hepatitis epidemica	vgl. auch **-ĭ-a** (3)
-ĭ-us	(1) Lage, Zugehörigkeit (2) Ähnlichkeit	Hypogastrium Processus costarius A. coronaria M. trapezius	oft als **-ari-us** vgl. auch **-i-a**

-īv-us	Fähigkeit, Funktion	Tuba auditiva Sedativa
-oidĕ-us		→ **-ide-us**
-ōl	chemisch: Substanz mit OH-Gruppe(n), ölige Substanz	Alkohol Methanol Östriol Benzol
-ŏl-us	Verkleinerung (Diminutiv)	arterịola (Arteriōle) Nuclẹolus Rubẹola
-ōm(a) -ōmăt-	Anschwellung, Geschwulst	Hämatom Hämangiom Carcinoma medullare
-ōn	chemisch: Keton, z. T. Hormon	Propanon (Aceton) Corticosteron Testosteron
-ŏn	funktionelle Gewebseinheit	Neuron Nephron
-or	normaler oder patho- logischer Zustand	Turgor Fluor vaginalis Tumor
-ōs-is	(1) biologischer Prozeß	Mitose Leukozytose Phagozytose
	(2) patholog. Zustand, bes. degenera- tiver Prozeß oder diffuser Tumor	Dermatose Neurose Nephrose Arthrose Leukose Karzinose

Grundform und abgeänderte Formen	Bedeutung	Beispiele	Bemerkungen
-ōs-is (Forts.)	(3) Zucker	Hexose Glucose	
-ōs-us	(1) etwas enthaltend (2) Ähnlichkeit, Zugehörigkeit	Tunica mucosa Adipositas tuberkulös Processus spinosus arteriovenös	
-tās	Suffix zur Bildung von Substantiven	tuberositas Adipositas Extremität	
-tēr	Tätigkeit, Fähigkeit	M. sphincter ani Ureter	vgl. auch: **-tor**
-tĭo			→ **-ĭo**
-tor -sor	Funktion	M. dilatator pupillae Rezeptoren M. extensor indicis	vgl. auch: **-ter**
-ŭl-us	Verkleinerung (Diminutiv)	lobulus valvula Pustel	vgl. auch **-cŭl-us**
-ūr-a	Merkmal, Ergebnis eines Vorganges	flexura incisura Ruptur Ligatur	

-ȳl	chemisches Radikal, v. a. bei KW	Hydroxyl-Gruppe Methylalkohol Phenylalanin

Stellen Sie aus den *Suffixen* diejenigen zusammen, die folgendes bezeichnen:

chemische Substanzgruppen
allgemeine pathologische Vorgänge
verkleinerte Formen
biologische Klassifikationen

D. Zahlwörter

Ohne Rücksicht auf die Unterteilung der Zahlwörter in Grundzahlen, Ordnungszahlen usw. werden Wortstämme mit Beispielen genannt, die $^1/_2$, 1, 2, 3, und 4 ausdrücken. Für die Zahlen ab 5 folgen nur noch einige wichtige Beispiele.

$^1/_2$	**hemi-** (gr.)	halb	V. hemiazygos Hemianopsie Migräne (aus „Hemikranie")
	semi- (lat.)	halb	Semilunarklappen semipermeable Membran (nicht: Tubuli seminiferi, Seminom!)
1	**un-** (lat.)	einzig	unipolare Nervenzelle
	haplo- (gr.)	einfach	haploider Chromosomensatz Haploidie
	prot(o)- (gr.)	erster	Protoplasma Protozoen Protein

	prim- (lat.)	erster	Primipara (I-para) Primärheilung (Heilung per primam) primär chronische Polyarthritis
	vgl. auch **mon**(o)-		
2	**di-** **diplo-** (gr.)	zwei, doppelt	M. digastricus Disaccharid diploider Chromosomensatz Diplococcus pneumoniae (nicht: Diphtherie!)
	ampho- (gr.)	beide	amphotere Stoffe amphotrope Arzneiwirkung
	duo- **dupl-** (lat.)	zwei, doppelt	Duogynon® Duplikatur Reduplikation
	bi- (lat.)	zwei, doppelt	M. biceps brachii Bifurcatio tracheae Spina bifida
	deuter(o)- (gr.)	zweiter	Deuterium Deuteranopie
	sekund- (lat.)	zweiter	Sekundipara Sekundärheilung (Heilung per secundam) Sekundärinfektion
	vgl. auch **ambi-, amphi-**		
3	**tri-** (gr., lat.)	drei	M. triceps brachii N. trigeminus Triglyceride Trisomie Merseburger Trias
	terti- (lat.)	dritter	Ventriculus tertius Tertiärfollikel Malaria tertiana
4	**tetra-** (gr.)	vier	Tetracycline Tetraplegie Fallotsche Tetralogie

quadr- (lat.)	vier	M. quadriceps femoris M. quadratus femoris
quart- (lat.)	vierter	Ventriculus quartus Malaria quartana Quartalssäufer

Beispiele für Begriffe mit Zahlwörtern ab 5:

5	Digitus quintus Febris quintana (Wolhynisches Fieber) Pentose
6	Hexose Hexadaktylie
7	Heptan
8	Oktavuskrise
10	N. vagus (N. X) Decussatio pyramidum (von lat. decem = X) Dezibel (dB)
12	Duodenum
40	Quarantäne
100	Zentimeter Prozent
1000	Millimeter Promille Kilogramm

Abgesehen von Begriffen, denen Zahlen zugrunde liegen, gibt es *unbestimmte* Bezeichnungen für Mengen (vgl. dazu Kapitel IV, Abschnitte A und B):

poly-
mult-
olig(o)-
hol(o)-
pan-
-penie
hyper-
hypo-

V. Lateinische und griechische Einzelbegriffe, vorwiegend aus der klinischen Fachsprache

Während der vorangegangene vierte Abschnitt griechischen und lateinischen *Wortelementen* gewidmet ist, die zur Bildung von jeweils mehreren medizinischen Begriffen dienen, gilt dieser Abschnitt wichtigen *Einzelbegriffen* vor allem lateinischer Herkunft, deren Wortstamm meist nur in dem betreffenden Terminus für die medizinische Fachsprache von Bedeutung ist. Daher geht die nachstehende Auswahl nicht vom Wortstamm aus, sondern bietet unmittelbar die einzelnen Fachausdrücke.

Abszẹß lat. abs-cẹdere = weggehen, sich absondern	Eiteransammlung in einem nicht vorgebildeten Hohlraum (Gegensatz: Empyem, Phlegmone)
Adnẹxe lat. ad-nẹctere = anheften	Anhangsgebilde (der Gebärmutter)
Ätiologịe gr. aitịa = Ursache	Ursache (einer Krankheit)
Amputatiọn lat. am(bi)-putạre = ringsum abschneiden	operative Abtrennung eines Körperteils
Asphyxịe gr. a-sphyxis = ohne Puls	drohende Erstickung
Aszịtes gr. askịtes = Wassersucht	Bauchwassersucht
Auskultatiọn lat. auscultạre = horchen	Untersuchung durch Abhorchen (→ Stethoskop)
Divertịkel lat. divertịculum = Seitenweg	Ausbuchtung eines Hohlorgans
Effloreszẹnz lat. ef-florẹscere = aufblühen	sichtbare Hautveränderung („Hautblüte“)

Ekzẹm gr. ek-zẹin = aufkochen	„Juckflechte“
Emphysẹm gr. em-physạn = hineinblasen	Aufblähung (v. a. der Lunge und der Haut)
Enzym gr. zyme = Sauerteig und → en-	Gruppe von Biokatalysatoren (= → Ferment)
Exstirpatiọn lat. ex-stirpạre = (mit der Wurzel) herausreißen	operative Entfernung (eines Organs oder einer Geschwulst)
Fermẹnt lat. fermẹntum = Gärung, Sauerteig	Gruppe von Biokatalysatoren (= → Enzym)
Fịstel lat. fịstula = Röhre	pathologischer oder künstlicher Verbindungsgang
Fraktụr lat. frạngere = brechen	Knochenbruch
Furụnkel lat. furụnculus = „kleiner Dieb“	eitrige Entzündung eines Haarbalges
Gangrạ̈n gr. gạngraina = fressendes Geschwür	„Fäulnisbrand“
Glaukọm gr. glaukọs = bläulich, grünlich	„grüner“ Star
Graviditạ̈t lat. grạvida = schwanger	Schwangerschaft
Hormọn gr. hormạn = antreiben	Gruppe von Biokatalysatoren
Immunitạ̈t lat. im-mụnis = frei von etwas	erworbene spezifische Unempfänglichkeit gegenüber Infektionen
Indikatiọn lat. in-dicạre = anzeigen	durch Krankheit oder Situation gebotene Behandlung
Infạrkt lat. in-farcire = verstopfen	Absterben von Gewebe nach Unterbrechung der Blutzufuhr

Infektion lat. in-ficere = anstecken	Ansteckung durch Krankheitserreger
Injektion lat. in-icere = hineinwerfen	1. Einspritzung 2. vermehrtes Sichtbarwerden stark gefüllter Blutgefäße im Auge
Insuffizienz lat. in-sufficere = nicht genügen	ungenügende Leistung eines Organs
Kachexie gr. kakos = schlecht, hexis = Zustand	schlechter körperlicher Zustand
Katheter gr. kat-hienai = hinablassen	röhrenförmiges Instrument zur Einführung in Organe (v. a. in Harnblase und Herz)
Kolik gr. kolon = „Grimmdarm“ (→ colon)	schmerzhafter Krampfzustand eines Hohlorgans
Konzeption lat. con-cipere = aufnehmen	Befruchtung, Empfängnis
Läsion lat. laedere = verletzen	Verletzung, Funktionsstörung
Letalität lat. letum = Tod	Zahl der an einer Krankheit Verstorbenen im Verhältnis zur Zahl der daran Erkrankten (→ Mortalität)
Ligatur lat. ligare = binden	Unterbindung von Blutgefäßen
Luxation lat. luxare = verrenken	Verrenkung
Morbidität lat. → morbus = Krankheit	Zahl der Erkrankten im Verhältnis zur Zahl der Gesamtbevölkerung (→ Letalität)
Mortalität lat. mors = Tod	Zahl der Todesfälle im Verhältnis zur Zahl der Gesamtbevölkerung
Nidation lat. nidus = Nest	Einnistung des befruchteten Eies in die Uterusschleimhaut
Noxe lat. nocere = schaden	den Organismus schädigende Substanz oder Bedingung

Obduktiọn lat. ob-dụcere =etwas über etwas führen	Leichenöffnung (Sektion)
Obstipatiọn lat. ob-stipạre = voll-stopfen	Stuhlverstopfung
Palpatiọn lat. palpạre = betasten	Untersuchung durch Abtasten
Parenchỵm gr. par-ẹn-chyma = das daneben Eingegossene	der spezifischen Organfunktion dienendes Gewebe (im Gegensatz zum → *strọ̄ma*)
Perforatiọn lat. perforạre = durch-brechen	Durchbruch (v. a. eines Abszesses oder Geschwürs)
Perkussiọn lat. per-cụtere = schlagen, stoßen	Untersuchung durch Beklopfen
Pigmẹnt lat. pigmẹntum = Farbe	Farbstoff im Körper
Psorịasis gr. psọra = Krätze	Schuppenflechte
Punktiọn lat. pụngere = stechen	Einstich
Reanimatiọn lat. re-animạre = wieder-beleben	Wiederbelebung
Reflẹx lat. re-flẹctere = zurückbiegen	unwillkürliche Muskelkontraktion (oder Drüsentätigkeit) infolge von äußeren Reizen
Rekonvaleszẹnz lat. re-con-valẹscere = wieder gesund werden	Genesung
Resektiọn lat. re-secạre = abschneiden	Entfernung von Organ- und Knochenteilen

Resistẹnz lat. re-sịstere = sich dagegenstellen	1. Widerstandsfähigkeit des Organismus gegenüber Krankheitserregern 2. Widerstandsfähigkeit von Krankheitserregern gegenüber Arzneimitteln 3. tastbarer Widerstand an verhärteten Organen
Rezidịv lat. re-cịdere = zurückfallen	Rückfall
Ruptụr lat. rụmpere = zerreißen	Zerreißung von Organen oder Gefäßen
Sterilitạ̈t lat. stẹrilis = unfruchtbar	1. Keimfreiheit 2. Unfruchtbarkeit
Stethoskọp gr. stethos = Brust und → skop-	Instrument für die → Auskultation
Zirrhọse gr. kirrhọs = gelb	narbige Schrumpfung eines Organs (v. a. der Leber)

Eine Reihe wichtiger medizinischer Termini unterschiedlicher sprachlicher Herkunft bedarf einer ausführlichen Erläuterung. Vgl. z. B.:

Beri-Beri
Cholera
Curare
Diphtherie
Epilepsie
Grippe
Hexenschuß
Kaiserschnitt
Rachitis
Scharlach
Skorbut
Syphilis
Typhus

VI. Beispiele für den Gebrauch der medizinischen Fachsprache

A. Anatomische Nomenklatur

Versuchen Sie (möglichst schriftlich), sich die auf den Zeichnungen (Abb. 2, 3 und 4) angegebenen anatomischen Fachausdrücke verständlich zu machen, indem Sie sie in die einzelnen Bestandteile (Substantive, Adjektive, Präfixe, Wortstämme, Suffixe) zerlegen und deren Bedeutung in den betreffenden Abschnitten dieses Buches (dazu eventuell in medizinischen Lexika und anatomischen Lehrbüchern) nachschlagen; z. B.:

Fovea capit-is femor-is
Endo-metr-i-um
Crista inter-trochanter-ic-a

Notieren Sie sich alle Fragen, die offen bleiben!

Wie werden große Knochenabschnitte und kleine Knochenteile, wie Organabschnitte und Schichten eines Organs bezeichnet?
Welche Gesichtspunkte sind dabei maßgebend?
Welche Größenbezeichnungen, welche Lage- und Richtungsbezeichnungen kommen vor?
Welche anatomischen Fachausdrücke scheinen Ihnen zutreffend gebildet zu sein, welche nicht und warum?

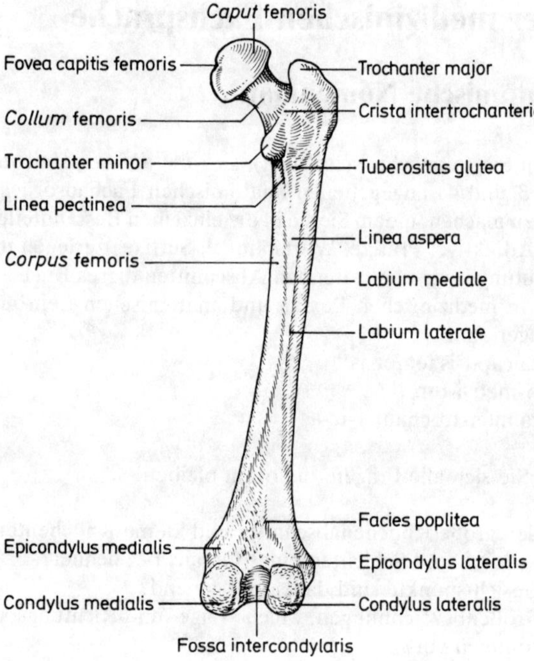

Abb. 2. **Rechter Oberschenkelknochen (Femur) von hinten**

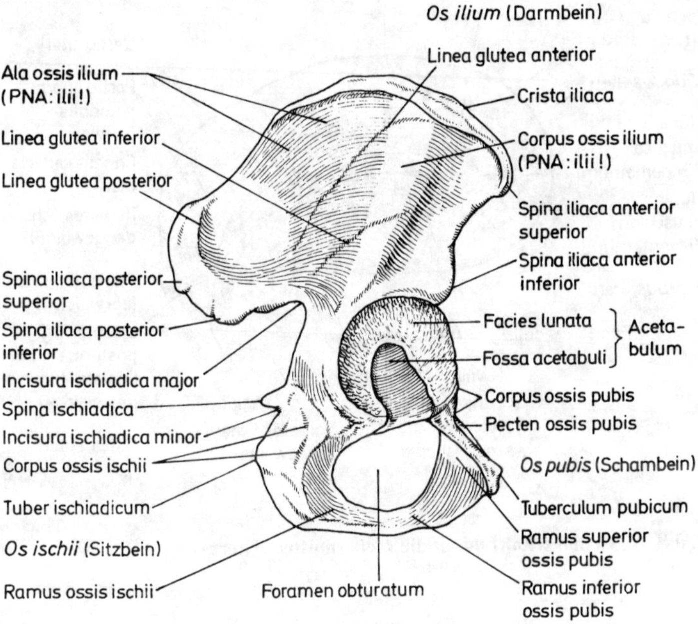

Abb. 3. **Rechtes Hüftbein (Os coxae) von lateral**

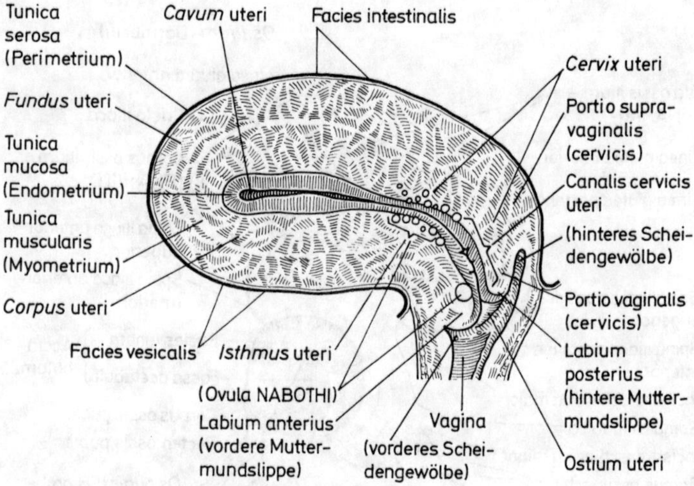

Abb. 4. **Medianschnitt durch die Gebärmutter (Uterus)**

B. Klinische Terminologie: Aufsatz in einer Fachzeitschrift

Beitrag zur postoperativen lokalen Peritonitis*

A. Darup, H. Vogel, P. Eckert
Aus der Chirurgischen Univ.-Klinik und -Poliklinik,
Abteilung für Allgemeinchirurgie
(Direktor: Prof. Dr. H. W. Schreiber) und der Radiologischen Univ.-Klinik
(Direktor: Prof. Dr. E. Bücheler) Hamburg

Die entzündlichen Komplikationen nach Laparotomie bedrohen den Patienten, ihre Letalität ist hoch. Der Nachweis und die Lokalisation des entzündlichen Geschehens ist für die Entscheidung zur Reintervention und die Planung des Vorgehens von entscheidender Bedeutung. Der Einsatz neuer Methoden wie Sonographie und Computertomographie i. V. m. subtiler konventioneller Röntgendiagnostik kann die Früherkennung verbessern. Mit diesen Verfahren lassen sich auch entzündliche Reaktionen fassen, die klinisch inapparent bleiben. Sie ergänzen das klinische Bild.
Die postoperative lokale Peritonitis ist im eigenen Krankengut die häufigste Ursache für eine Relaparotomie. Bei der retrospektiven Auswertung von 3682 Patienten nach Eingriffen am Magen-Darm-Trakt beobachteten wir bei 52 Kranken (1,5%) eine postoperative umschriebene intraabdominelle Eiterung. In der Indikation zur Relaparotomie (Tab. 1) folgten in der Häufigkeit eine diffuse Peritonitis, die Wundheilungsstörung einschließlich kompletter Platzbäuche und die gastrointestinale Blutung. Die regionalen Eiterungen hatten eine Letalität von 40%. Diese Feststellung rechtfertigt eine klinische Analyse eines in diesem Ausmaß gefährdeten Krankengutes.

Zur klinischen Symptomatik

Die Klinik der lokalen Peritonitis ist unterschiedlich und abhängig von der Topographie (Tab. 2). Die häufigsten Ursachen dieser Eiteransammlungen sind der Nahtbruch sowie eine Durchwanderung von durchblutungsgeschädigten intraabdominellen Organen. Nicht selten fehlt jedoch eine topographische Beziehung zwischen dem ehemaligen Operationssitus und dem konsekutiv aufgetretenen Abszeß. Prädilektionsorte für Sekret- und später Eiteransammlungen

* In: Med. Welt *29:* 1808–1811 (1978).

Tab. 1: **Lokale Peritonitis: Frequenz und Indikation zur Relaparotomie.**

Komplikationsursache	Patienten (n) (Relaparotomiert)	% aller Patienten (Operierter)	Letalität (%)
Lokale Peritonitis	52	1,42	40
Diffuse Peritonitis (mit paralytischem Ileus)	48	1,31	60
Blutungen	16	0,43	50
Wundheilungsstörungen			
Platzbauch	17	0,46	29
sonstige Ursachen	9	0,24	44

Tab. 2: **Ursachen der lokalen Peritonitis.**

Operationen	Komplikationen	Patienten (n)
Magenresektionen (totale Gastrektomie)	Nahtbruch der Anastomose	17
Appendizitis	Douglas-Empyem	9
Dickdarm	Nahtbruch, Durchwanderung	10
Gallenwege	Nahtbruch, Insuffizienz d. bilio-digestiven Anastomose	7
Leberresektionen	Infizierte Resektionsfläche	1
Pankreas	Retentionsempyem	6
Portale Hypertension	Oberbauchhämatom (infiziert)	1
Gefäßoperationen	Resthämatom (infiziert)	1

Gesamtletalität 40%.
Alter der Kranken: 34 Patienten waren jünger als 60 Jahre.
Von den 52 Patienten hatten 22 eine maligne Grundkrankheit.

sind die anatomisch präformierten Räume, so daß man aus pathologisch-anatomischer Sicht korrekter von Empyemen sprechen sollte. Zu den charakteristischen Merkmalen klinischer Symptome gehören nach einem freien Intervall die Temperaturerhöhung und eine ausgeprägte Leukozytose am 6.–10. postoperativen Tage. Im Vordergrund steht jedoch die allgemeine Verschlechterung des objektiven und subjektiven Wohlbefindens des Kranken. Ergibt sich zu diesem klinischen Bild ein Meteorismus mit abgeschwächter Darmperistaltik oder ein inkompletter mechanisch-toxischer Ileus, erhält diese Komplikation sofort einen lebensbedrohlichen Charakter. Während ein bauchdeckennaher Abszeß äußerst druckempfindlich ist und eine diffuse Peritonitis vortäuschen kann, verlaufen retrogastrale und auch subhepatische Abszesse ohne Bezug zum parietalen Peritoneum eher schmerzfrei. Diese zu den sogenannten Frühabszessen gehörenden schwer zu diagnostizierenden Erkrankungen stellen ein klinisches Problem von unverminderter Aktualität dar. Anders bei den Abszessen, die erst in der 4.–5. Woche nach dem Ersteingriff auftreten. Sie werden in der chirurgischen Literatur im allgemeinen als Spätabszesse definiert. Der scheinbar komplikationslose postoperative Verlauf führt bei normaler Wundheilung zu einer regelhaften Entlassung des Kranken aus dem stationären Bereich. Die nach 4 und 5 Wochen auftretenden Schüttelfröste, begleitet von hohem Fieber und Pulsanstieg, werden nicht selten fehlgedeutet. Bei fehlender Kommunikation zwischen behandelndem Arzt und Krankenhaus wird wertvolle Zeit verloren, da ein direkter Zusammenhang zwischen vorausgegangener Operation und jetzt gezeigtem Beschwerdebild nicht bekannt wird.

Zur Diagnose

Bei der Suche nach Früh- oder Spätabszessen steht die klinische Diagnose unabhängig von den Laboratoriumsbefunden nach wie vor im Vordergrund. Diese Feststellung wird am besten durch die Tatsache unterstrichen, daß im eigenen Krankengut nach Magenresektion in 18% radiologisch, jedoch nur in 10% klinisch der Nachweis für einen Nahtbruch geführt werden konnte. Die konventionelle Röntgentechnik in Kopftieflage, die paradoxe Zwerchfellbeweglichkeit, das gleichseitige oder kontralateral auftretende Lungeninfiltrat und der Pleuraerguß werden heute durch die Sono- und Computertomographie ergänzt. Bei der Untersuchung frisch operierter Patienten muß das übliche Vorgehen bei der Sonographie mit dem Ultraschallgerät leicht verändert werden. Ein Wundverband muß kurzfristig entfernt werden. Die Anwendung des Schallkopfes muß wegen der druckempfindlichen Bauchdecke behutsam erfolgen. Gleiches gilt bei der Erkennung von Empyemen im subphrenischen und subhepatischen Bereich vor allem dann, wenn Rippenbogenrandschnitte als Zugang zur Bauchhöhle gewählt worden sind. Besonders die Anwendung des Computertomogramms gibt gemeinsam mit der Sonographie eine hohe Treffsicherheit [. . .].

Zur chirurgischen Therapie

Die chirurgische Therapie erfordert eine schonende, schrittweise jedoch therapeutisch effektive Soforthilfe. In zahlreichen Fällen haben sich die Redrainierungsversuche noch vorhandener Drainageöffnungen sowie lokale Spülungen über noch liegende Drainagen bewährt. In zwei Fällen konnte ein retrogastraler Abszeß über eine endoskopische Absaugung durch den Nahtbruch erfolgreich geheilt werden. Alle diese Maßnahmen sind jedoch dann nicht mehr möglich, wenn eine topographische Beziehung zwischen dem Lumen des Gastrointestinaltraktes, der Körperoberfläche und dem eigentlichen Empyemgebiet fehlt. Hier zwingt der meist rasch und progredient verlaufende klinische Verfall des Kranken zu einer erneuten Operation. Gelingt es präoperativ, den Abszeß eindeutig zu lokalisieren, empfiehlt es sich, ein subphrenisches Empyem von dorsal her zu eröffnen und zu drainieren. Subhepatische Abszesse nach Magenresektion können bei glatter Wundheilung nach dem 10. Tage über kleine transrektale links- oder rechtsseitige Inzisionen entleert werden. Es empfiehlt sich nicht, bei vorausgegangener medianer Laparotomie über die gleiche Wunde die Bauchöhle wieder zu eröffnen. Die Erfahrung lehrt, daß erhebliche Verwachsungen zu unbeabsichtigten Organverletzungen führen können. Die transrektale Punktion eines Douglasabszesses gehört zu den ältesten und bewährtesten Verfahren. Die grundsätzliche Anwendung einer Spüldrainage zur Säuberung einer Empyemhöhle lehnen wir ab. Es ist bekannt, daß das Bauchfell über sehr unterschiedliche Resorptionsmechanismen verfügt. Es handelt sich dabei um
1. die *transperitoneale Resorption über die Lymphbahnen,*
2. die *zelluläre Phagozytose,*
3. die *zelluläre Pinozytose.* [. . .]

Da jede intraabdominelle lokale Peritonitis in eine diffuse Bauchfellentzündung übergehen kann, halten wir nach unseren derzeitigen Erfahrungen eine großzügige Anwendung von Spülungen im Oberbauch für kontraindiziert. Zu den häufigsten Begleiterscheinungen einer lokalen Peritonitis sind pulmonale Komplikationen, das metastatische Pleuraempyem, ein inkompletter paralytisch-toxischer Ileus sowie Stoffwechselentgleisungen zu nennen. Diese immer lebensbedrohlichen Situationen erklären die hohe Letalität im eigenen Krankengut von 40%.

Von hoher klinischer Relevanz ist die Beobachtung, daß nicht selten während der Narkose und anläßlich einer operativen Revision eines Oberbauchempyems eine Kolisepsis auftritt. Die Gründe für diese immer letale Komplikation sind bislang unbekannt. Diese wichtige Frage bedarf weiterer experimenteller und klinischer Untersuchungen.

Zusammenfassung

Die lokale, umschriebene Peritonitis nach Eingriffen am Digestionstrakt gehört zu den häufigsten Komplikationsursachen. Ihre Letalität beträgt 40%. Im

Vordergrund der mitunter schwierigen Diagnostik stehen unvermindert klinische Symptome, die durch moderne Verfahren der Radiologie (konventionelle Röntgentechnik, Sonographie und Computertomographie) ergänzt werden. Indikation sowie chirurgische Technik werden besprochen.

Versuchen Sie (möglichst schriftlich), sich die in dem Zeitschriftenaufsatz vorkommenden medizinischen Fachausdrücke verständlich zu machen, indem Sie sie in die einzelnen Bestandteile (vor allem Präfixe, Wortstämme, Suffixe) zerlegen und deren Bedeutung in den betreffenden Abschnitten dieses Buches (dazu evtl. in medizinischen Lexika und klinischen Lehrbüchern) nachschlagen; z. B.:

Leuko-zyt-ose
retro-gastr-al

Notieren Sie sich alle Fragen, die offen bleiben!

Welche Begriffe für pathologische Erscheinungen, für diagnostische und therapeutische Verfahren enthält der Text? Gibt es dafür kennzeichnende Wortelemente?
Welche klinischen Begriffe scheinen Ihnen zutreffend gebildet zu sein, welche nicht und warum?
Welche deutschen Fachbezeichnungen kommen vor?
Welche Fremdwörter lassen sich Ihrer Meinung nach auch auf deutsch benennen (wenn ja, wie), welche nicht (warum nicht)?
Welche stilistischen Merkmale kennzeichnen diesen Text als Beispiel medizinischer Fachliteratur?
Wie beurteilen Sie die sachliche Argumentation der Autoren? Ist sie trotz der vielen Fachausdrücke noch erkennbar oder an welchen Stellen nicht?

C. Fachsprache in der Beziehung Arzt – Arzt: Arztbrief

Sehr geehrter Herr Kollege!
Wir berichten über Frau . . ., geb. . . ., wohnhaft in . . ., die sich vom 19. 10. bis zum 4. 11. 1975 in unserer stationären Behandlung befand.
Es handelt sich bei der Patientin um ein *Asthma bronchiale bei Gravidität mens II.*
Die Anamnese ist Ihnen bekannt; die jetzige Einweisung erfolgte im Status asthmaticus.
Bei der Aufnahme bestand bei der 24jährigen Patientin (Größe 172 cm, Gewicht 52,9 kg) eine ausgeprägte exspiratorische Dyspnoe. Über beiden Lungen fanden sich hypersonorer Klopfschall sowie spastische Nebengeräusche in Form von Giemen. Der Puls betrug 120/min. Sonst konnte bei der körperlichen Untersuchung kein Befund von Krankheitswert erhoben werden. Psychisch war die Patientin außerordentlich labil; Asthmaanfälle wurden überwiegend durch psychische Streß-Situationen – wie das Verlegen von einer Station auf eine andere – ausgelöst.
Blutgasanalytisch fand sich eine erhebliche Hypoxämie (O_2-Druck 56,5 mm Hg) und als Zeichen einer Hyperventilation eine deutliche Verminderung des CO_2-Druckes (28 mm Hg) mit Verschiebung des Blut-pH ins Alkalische (pH 7,46). Der plethysmographisch gemessene Atemwiderstand war auf das Dreifache des oberen Normwertes erhöht. Elektrokardiographisch bestand eine Sinustachykardie von 142/min mit Zeichen der rechtsventrikulären Druckbelastung.
Unter den Laboratoriumswerten fiel eine starke Erhöhung der BSG von 52/78 mm auf. Das Serumeisen war auf 29 µg/100 ml erniedrigt, Kupfer auf 192 µg/100 ml erhöht. In der Papierelektrophorese waren die α_2-Globuline auf 14,5 rel. % erhöht bei normaler Verteilung der übrigen Fraktionen. Die übrigen Laboratoriumswerte waren noch im Normbereich: rotes und weißes Blutbild, Thrombozyten, Harnsediment, Harnstatus, Blutzucker, Serumelektrolyte, harnpflichtige Substanzen i. S., Gesamteiweißgehalt i. S., Transaminasen i. S., Probe mit Lugolscher Lösung.
Die gynäkologische Untersuchung ergab eine intakte Gravidität mens II; der abgestufte Pregnostikontest war positiv.
Unter systematischer Behandlung mit Antibiotica, Broncholytica, Sekretolytica, Corticosteroiden, Psychopharmaca, Atemgymnastik und Sauerstoffbeatmung ließ sich insgesamt gesehen eine deutliche Besserung erzielen. Subjektiv war die Patientin beschwerdefrei, der plethysmographisch gemessene Atemwiderstand war nur noch leicht erhöht. O_2-Druck, CO_2-Druck und Blut-pH waren ebenfalls leicht gebessert.
Bei der Entlassung erhielt die Patientin folgende Medikamente: Euphyllin-Suppositorien (4×1/die), Volon-Tabletten (4 mg tägl.), Ozothin-Sirup (3×1

Eßlöffel tägl.), Valium-Tabletten (3×5 mg tägl.). Wegen der Schwangerschaft sollte eine Cortison-Dosis von 8 mg täglich nicht überschritten werden. Wegen des niedrigen Serumeisens ist eine orale Eisen-Substitution empfehlenswert. Ihr Einverständnis voraussetzend, haben wir mit der Patientin weitere Kontrolluntersuchungen in unserer pneumologischen Ambulanz vereinbart.

Mit kollegialer Hochachtung

....

Versuchen Sie (möglichst schriftlich), sich die im Arztbrief vorkommenden medizinischen Fachausdrücke verständlich zu machen, indem Sie sie in die einzelnen Bestandteile zerlegen und deren Bedeutung nachschlagen. Notieren Sie sich alle Fragen, die offen bleiben!
Welche Gesichtspunkte sollte Ihrer Meinung nach ein guter Arztbrief berücksichtigen?
Sind diese Gesichtspunkte im vorliegenden Beispiel enthalten? Wenn nein, wo nicht?
Gibt der vorliegende Arztbrief zuviel / ausreichend / zuwenig / die richtigen / unnötige / falsche Informationen?
Versuchen Sie, Ihr Urteil zu begründen!
Worin unterscheidet sich ein Arztbrief in sprachlicher Hinsicht von einem medizinischen Zeitschriftenaufsatz?

D. Sprache in der Beziehung Arzt – Patient: Protokoll der Vorstellung eines Patienten in der Vorlesung

Viktor von Weizsäcker: Fälle und Probleme. Anthropologische Vorlesungen in der medizinischen Klinik. Hippokrates, Stuttgart 1947, S. 63–65.

Trauma, Traum und Krankheit (Asthma bronchiale)

W: Wie alt sind Sie, Frl. S.?
K: Sechsunddreißig Jahre.
W: Was fehlt Ihnen denn?

K: Ich habe Asthma.
W: Können Sie mir das etwas beschreiben?
K: Bei jeder geringen Erkältung kann ich nicht schnaufen, das heißt: ich kann schon schnaufen, aber krampfartig.
W: Haben Sie sich diesmal erkältet?
K: Diesmal wollte ich vorbeugen und ging zur Homöopathin.
W: Also nicht immer nur bei Erkältung? Zu einer Homöopathin sind Sie gegangen? Da haben Sie Tropfen bekommen?
K: Ja, ich habe Tropfen genommen.
W: Wie haben die gewirkt?
K: Die haben so stark gewirkt, daß alles aufgewühlt wurde. Und da hab' ich erst mein Asthma bekommen, ich bin beinahe erstickt.
W: War das eine Homöopathin, die Sie von früher schon kannten?
K: Ja, vor vier Jahren wurde ich behandelt. Danach hatte ich keine Beschwerden mehr. Bis jetzt zum Frühjahr, dort hatte ich einen Autounfall, und seitdem habe ich wieder das Asthma.
W: Jetzt wird die Sache klarer. Also, Sie sind vor vier Jahren schon von der Homöopathin behandelt worden und danach hatten Sie vier Jahre kein Asthma. – Sie sind angefahren worden?
K: Ja, ich stand neben dem Rad auf der Straße und wartete, daß das große Auto vorüberfahren sollte. Da kam ein kleines Personenauto von der anderen Seite und schleuderte mich auf das Trottoir.
W: Sie hatten also das Rad in der Hand und wurden weggeschleudert?
K: Ich wurde mit dem Rad erfaßt. Habe mir die Rippen gebrochen, es tat am Rücken weh, ich hatte eine leichte Gehirnerschütterung.
W: Und wie kam das Asthma?
K: Im Krankenhaus, drei bis vier Stunden nach dem Unfall, kam das Asthma. Ich konnte schlecht durchatmen.
W: Sie spürten also, daß es mit dem Atmen schlechter ging? Hatten Sie wieder Husten?
K: Nein.
W: Und ließen Sie gleich die Homöopathin rufen?
K: Nein, erst vierzehn Tage danach.
W: Was hat sie mit Ihnen gemacht?
K: Ich habe inhaliert und Tropfen bekommen.
W: Und wie waren Sie zufrieden mit der Homöopathin?
K: Die Homöopathin gab mir Gegenspritzen gegen das Asthma, kalte Abwaschungen, Tee aus Johannistrauben.
W: Jetzt haben Sie beschrieben, was Sie gemacht haben, aber wie Sie diesmal mit ihr zufrieden waren, sollte ich wissen.
K: Das erstemal war ich sehr zufrieden. Das zweitemal wurde die Homöopathin durch ein Auto totgefahren.
W: Nun ist auch noch die Homöopathin totgefahren worden.

K: Ich hatte gerade die Tropfen zwei Tage lang genommen, dann habe ich die Tropfen noch drei Tage weiter genommen, und dann ist es so schlimm geworden.
W: Also, die Tropfen haben verschlimmernd gewirkt?
K: Ja.
W: Genau so, wie vor vier Jahren, das wäre ja kein Einwand.
K: Ich will sie nie wieder nehmen, das ist eine Pferdekur.
W: Haben Sie denn jetzt eine andere Meinung darüber?
K: Frau Sch. sagte, es würde diesmal nicht so schlimm wie damals auf die Tropfen; weil ich aber die Tropfen weitergenommen habe und sie den Autounfall hatte, kam die große Verschlechterung.
W: Aber dafür kann die Homöopathie doch nichts und Frau Sch. auch nichts.
K: Das sage ich auch nicht, wenn sie leben täte, hätte sie mir vielleicht geholfen.
W: Wollten Sie denn danach nicht zu einer anderen Homöopathin gehen?
K: Nein, da muß man Zutrauen haben, man kann doch nicht gleich zu einem anderen gehen.
W: Sie meinen, das liegt an der Homöopathin und nicht an der Homöopathie? Nun, wie die Krankheit das allererstemal anfing, wann war denn das?
K: Vor fünfzehn Jahren.
W: Da waren Sie einundzwanzig Jahre alt. War da auch ein Unfall?
K: Nein, eine Erkältung.
W: So, eine Erkältung. Na, erkälten tut man sich doch oft.
K: Da war ich in der Schweiz und habe mich erkältet und ging nicht gleich zum Arzt und habe nachts viel gehustet. Als ich zum Arzt dann ging, war es zu spät.
W: War da auch eine Aufregung?
K: Da war eine große Aufregung. Die Frau des Hauses war von einem Auto totgefahren worden. Sie stürzte am Straßenrand hin. Sie war im Skianzug.
W: Waren Sie dabei?
K: Nein.
W: Das hat Sie aufgeregt?
K: Ja, ich war doch eineinhalb Jahre im Hause und kannte die Frau gut, und sie hatte drei Kinder.
W: Hat sich da das Asthma zum erstenmal gezeigt nach dem Unfall?
K: Ja, da kam es das erstemal, zehn Tage nach dem Unfall.
W: Vorher nicht?
K: Nein, ich erkältete mich.
W: Darauf bekamen Sie das Asthma?
K: Ja.
W: Haben Sie das Asthma auch sonst nach Aufregungen?
K: Eigentlich nur nach Erkältungen, wenn ich schnell laufe, oder wenn das Wetter schlecht ist.
W: Was nennen Sie Erkältung?
K: Schnupfen oder Husten.

W: Wenn man die Kranke ansieht, ist das doch auch jetzt noch eindrucksvoll genug. Es ist jetzt schon nicht mehr so schlimm als zu Anfang, als sie zu uns kam. Sie ist zyanotisch; wenn man sie abhorcht, ist ein charakteristischer Befund da. Über allen Lungenpartien reichlich grobe, feuchte Bronchitis mit Giemen und Schnurren, im Exspirium wesentlich mehr und anders als im Inspirium. Es ist ein eindeutiger und unverwechselbarer Befund. Die größere Mühe hat die Kranke beim Exspirium. – Jetzt möchten wir noch hören, ob Sie noch andere Krankheiten hatten?
K: Zweimal Lungenentzündung; die erste 1936.
W: War das vor dem Asthma?
K: Nein.
W: Und sonst?
K: Zweimal Angina und Rippenfellentzündung.
W: Hautausschläge, Durchfälle, Kinderkrankheiten?
K: Nein.
W: Wie sind denn Ihre Nerven? Sind Sie ein nervöser Mensch?
K: (Lächelt, bejaht).
W: Wie äußert sich denn das?
K: Ich erschrecke leicht, dann bekomme ich Herzklopfen und Zittern.
W: Auf was führen Sie das zurück? Haben Sie innere Aufregungen, träumen Sie?
K: Ja, ich habe schwere Träume!
W: Was für Träume?
K: Ich träume von Rosen und schwarzen Katzen.
W: Wo ist die Katze?
K: Am Hals.
W: Auch andere Tiere?
K: Ja, andere Tiere, auch Schlangen, sie sitzen immer am Hals und am Arm!
W: Ist das immer das gleiche?
K: Ja, es sieht immer ähnlich aus.
W: Sie bringen sie nicht weg?
K: Nein.
W: Haben Sie noch andere Träume?
K: Ich muß vor Feinden über eine Brücke laufen, der Verfolger holt mich ein, ich kann nicht weiter und springe ins Wasser, um mich zu retten. Wenn ich im Wasser bin, wache ich auf.
W: Ist die Atembeklemmung erst im Wasser?
K: Im Wasser ist es besser.
W: Und wenn Sie aufwachen haben Sie den Anfall?
K: Der Anfall kommt, wenn der Traum war.
W: Ist das immer derselbe Traum?
K: Ja.
W: So, danke schön.

Welche „Sprache" spricht die Patientin, welche der Arzt?
Wie verlaufen die sprachlichen Interaktionen zwischen Arzt und Patientin?
Erkennen Sie typische Merkmale von Patientensprache? Versuchen Sie, diese zu umschreiben und mit Beispielen zu belegen!
Welche Bedeutung für das Arzt-Patient-Gespräch haben die zuhörenden Studenten?
Sind alle vorkommenden medizinischen Fachausdrücke für Sie verständlich? Notieren Sie sich alle Fragen, die offen bleiben!

VII. Abkürzungen

Aus der Fülle der in der medizinischen Fachsprache gebräuchlichen Abkürzungen können hier nur wenige exemplarisch angeführt werden.

A., Aa.	Arteria, Arteriae
AAR	Antigen-Antikörper-Reaktion
ABC-Regel	airways (Atemwege), breathing (Beatmung), circulation (Kreislauf)
ACH	adrenal cortical hormone (Nebennierenrindenhormon)
ACTH	adrenocorticotropic hormone (adrenokortikotropes Hormon)
ADP	Adenosindiphosphat
AIDS	acquired immune deficiency syndrome (erworbenes Immundefektsyndrom)
AMP	Adenosinmonophosphat
a.p.	1. anterior-posterior 2. ante partum
ASR	1. Achillessehnenreflex 2. Antistreptolysin-Reaktion
ATP	Adenosintriphosphat
BCG (-Impfung)	Bacille Calmette-Guérin
BDR	Bauchdeckenreflex
BKS (auch: BSG)	Blutkörperchensenkung(sgeschwindigkeit)
BNA	Baseler Nomina Anatomica (1895)
BSG (auch: BKS)	Blut(körperchen)senkungsgeschwindigkeit
BWS	Brustwirbelsäule
Ca	1. Calcium (Kalzium) 2. Carcinom (Karzinom)
CRP	C-reaktives Protein
CT	Computertomographie
DD	Differentialdiagnose
DNS (DNA)	Desoxyribonukleinsäure (desoxyribonucleic acid)

DSM III	Diagnostisches und statistisches Manual psychischer Störungen, 3. Aufl.
EBV	Epstein-Barr-Virus
ECHO-Viren	enteric cytopathogenic human orphan viruses
EEG	Elektroenzephalogramm
EKG	Elektrokardiogramm
ELISA	enzyme-linked immunosorbent assay (Enzym-Immunoassay)
ERCP	endoskopische retrograde Cholangiopankreatikographie
FSH	follikelstimulierendes Hormon
GFR	glomeruläre Filtrationsrate
Gl., Gll.	Glandula, Glandulae
Go	Gonorrhoe
GOT (auch: SGOT)	Serum-Glutamat-Oxalacetat-Transaminase
GPT (auch: SGPT)	Serum-Glutamat-Pyruvat-Transaminase
GT	Gesprächstherapie
γGT	Gammaglutamyltransferase
Hb	Hämoglobin
HCG	human chorionic gonadotropin (Choriongonadotropin)
HCS	human chorionic somatotropin
HDL	high density lipoproteins (Lipoproteine hoher Dichte)
HHL	1. Hypophysenhinterlappen 2. Hinterhauptslage
HIV	human immune deficiency virus (AIDS-Virus)
HVL	Hypophysenvorderlappen
HWS	Halswirbelsäule
i.a.	intraarteriell (intra arteriam)
i.c.	intrakutan (intra cutem)
ICD	international classification of diseases, injuries and causes of death (Internationale Klassifikation der Krankheiten, Verletzungen und Todesursachen)
ICR	1. Interkostalraum 2. Intrakutanreaktion
IE (IU)	internationale Einheit (international unit)
i.m.	intramuskulär (intra musculum)

IQ	Intelligenzquotient
i.v.	intravenös (intra venam)
JNA	Jenaer Nomina Anatomica (1935)
KHK	koronare Herzkrankheit
LDL	low density lipoproteins (Lipoproteine niedriger Dichte)
LHRF	luteinizing hormone releasing factor
Lig., Ligg.	Ligamentum, Ligamenta
LSD	Lysergsäurediäthylamid
LWS	Lendenwirbelsäule
M., Mm.	Musculus, Musculi
M.	Morbus
MCV	mean corpuscular volume (mittleres Erythrozytenvolumen)
mg	Milligramm
Mg	Magnesium
MG	Molekulargewicht
MRI (auch: NMR)	magnetic resonance imaging (Kernspinresonanztomographie)
MS	multiple Sklerose
N., Nn.	Nervus, Nervi
NBZ	Nüchternblutzucker
NMR (auch: MRI)	nuclear magnetic resonance (Kernspinresonanztomographie)
NNR	Nebennierenrinde
o.B.	ohne (krankhaften) Befund
Op.	Operation(ssaal)
O.P.	Originalpackung
Pap	Papanicolaou (-Färbung, -Abstrich)
PAT	Plättchen-Aggregations-Test
PCP	primär chronische Polyarthritis
pH	„potentia (pondus) Hydrogenii“ (Maß für Wasserstoffionen-Konzentration)
PKU	Phenylketonurie
PNA	Pariser Nomina Anatomica (1955)
PSR	Patellarsehnenreflex
®	registered as trade mark (eingetragenes Warenzeichen)
R., Rr.	Ramus, Rami

RAST	Radio-Allergen-Sorbent-Test
RBF	renal blood flow (Nierendurchblutung)
REM (-Phase)	rapid eye movement (Schlafstadium mit schnellen Augenbewegungen)
RES	retikulo-endotheliales System
RNS (RNA)	Ribonukleinsäure (ribonucleic acid)
Rp.	Recipe („nimm!“)
RR	Riva-Rocci (mit dem von Riva-Rocci entwickelten Apparat gemessene Blutdruckwerte)
s.c.	subkutan (sub cutem)
SGOT (auch: GOT)	Serum-Glutamat-Oxalacetat-Transaminase
SGPT (auch: GPT)	Serum-Glutamat-Pyruvat-Transaminase
SI-Einheiten	Einheiten nach dem Système international des unités
SIDS	sudden infant death syndrome (Syndrom des plötzlichen Kindstodes)
STH	somatotropes Hormon
Tb, Tbc, Tbk	Tuberkulose
TEBK	totale Eisenbindungskapazität
V., Vv.	Vena, Venae
VT	Verhaltenstherapie
WHO	World Health Organization (Weltgesundheitsorganisation)
ZNS	Zentralnervensystem
ZVD	zentraler Venendruck

VIII. Die Buchstaben des griechischen Alphabets

A, α (alpha)	α-Strahlen, α-Teilchen α-Wellen, α-Rhythmus (im EEG) α-ständiges C-Atom α_1-Globuline
B, β (beta)	β-Strahlen, β-Teilchen β-Globuline Betarezeptorenblocker Betamethason (= 16β-Methyl-9α-fluorprednisolon)
Γ, γ (gamma)	γ-Strahlen γ-Globuline γ-Granula in γ-Zellen (im HVL)
Δ, δ (delta)	M. deltoideus Delta-Aktivität (im EEG)
E, ε (epsilon)	ε-Aminokapronsäure
Z, ζ (zeta)	ζ-Wellen (im EEG)
H, η (eta)	η-Zellen (im HVL)
Θ, ϑ (theta)	ϑ-Wellen (im EEG)
I, ι (iota)	
K, ϰ (kappa)	

Λ, λ (lambda)	Sutura lambdoidea, Lambdanaht λ-Wellen (im EEG) Lambda-Anastomose
M, μ (my)	μg μ (μm), μμ Myopie
N, ν (ny)	ν (Frequenz)
Ξ, ξ (xi)	
O, o (omikron)	
Π, π (pi)	π (Verhältnis von Kreisumfang zu Kreisdurchmesser)
P, ϱ (rho)	Rhotazismus
Σ, σ (sigma)	Colon sigmoideum, Sigmoid (ursprüngliche Form des großen Sigma: C)
T, τ (tau)	
Y, υ (ypsilon)	Y-Chromosom Y-Fuge
Φ, φ (phi)	
X, χ (chi)	Chiasma opticum Chiasma tendinum

Ψ, ψ (psi)	Psi-Phänomene
Ω, ω (omega)	Ω (= Ohm, Einheit des elektrischen Widerstands) ω-Bifurkation

IX. Literatur

A. Medizinische Fachsprache als Problem

Fluck, Hans-Rüdiger: Fachsprachen. Einführung und Bibliographie. Francke, München 1976 (= Uni-Taschenbücher 483).

Drozd, L. u. W. Seibicke: Deutsche Fach- und Wissenschaftssprache. Bestandsaufnahme – Theorie – Geschichte. Brandstetter, Wiesbaden 1973.

Möhn, Dieter u. Roland Pelka: Fachsprachen. Eine Einführung. Niemeyer, Tübingen 1984 (= Germanistische Arbeitshefte 30).

Fachsprachen. Hrsg. v. Walther v. Hahn. Wiss. Buchges., Darmstadt 1981 (= Wege der Forschung 498).

Schmidt, Wilhelm: Charakter und gesellschaftliche Bedeutung der Fachsprachen. In: Sprachpflege 18: 10–21 (1969).

Fach- und Sondersprachen für die Sekundarstufe. Hrsg. v. Norbert Feinäugle. Reclam, Stuttgart 1974 (= Universal-Bibliothek 9510/9510a).

Werbetexte und Texte zur Werbung für die Sekundarstufe. Hrsg. v. Ingo Springmann. Reclam, Stuttgart 1975 (= Universal-Bibliothek 9522).

Nacke, Otto u. Wolfgang Gerdel: Medizinische Terminologien. Kriterien ihrer Bewertung. Regeln ihrer Normung. In: Handbuch der medizinischen Dokumentation und Datenverarbeitung. Hrsg. v. S. Koller u. G. Wagner. Schattauer, Stuttgart–New York 1975, S. 213–232.

Steudel, Johannes: Die Fachsprache der Medizin. In: Studium generale 4: 154–161 (1951).

Schipperges, Heinrich: Die Sprache der Medizin. Medizinische Terminologie als Einführung in das ärztliche Denken und Handeln. Fischer, Heidelberg 1988.

Winau, Rolf: Bemerkungen zur »Sprache« der Medizin. In: Berichte zur Wissenschaftsgeschichte 3: 95–102 (1980).

Rawlinson, Francis: Semantische Untersuchung zur medizinischen Krankheitsterminologie. Elwert, Marburg 1974 (= Marburger Beiträge zur Germanistik 46).

Goltz, Dietlinde: Krankheit und Sprache. In: Sudhoffs Arch. 53: 225–269 (1969).

Uexküll, Thure von: Sprechen und Sprachformen in der Medizin. In: Sprache des Kranken – Sprache des Arztes. Die therapeutische Übersetzung. Hrsg. v. Alfred Drees, Erwin Gebhard u. Boris Luban-Plozza. Fischer, Stuttgart–New York 1982. S. 21–34 (= Patientenbezogene Medizin 5).

Lüth, Paul, Sprechende und stumme Medizin. Über das Patienten-Arzt-Verhältnis. Herder & Herder, Frankfurt a. M.–New York 1974.

Löning, Petra: Das Arzt-Patienten-Gespräch. Gesprächsanalyse eines Fachkommunikationstyps. Lang, Bern–Frankfurt a. M.–New York 1985 (= Arbeiten zur Sprachanalyse 3).

Hoffmann-Richter, Ulrike: Der Knoten im roten Faden. Eine Untersuchung zur Verständigung von Arzt und Patient in der Visite. Lang, Bern–Frankfurt a.M.–New York 1985 (= Arbeiten zur Sprachanalyse 4).

Bliesener, Thomas u. Karl Köhle: Die ärztliche Visite. Chance zum Gespräch. Westdeutscher Verlag, Opladen 1986.

Silomon, Hero: Der Wandel der medizinischen Laiensprache. In: Med. Mschr. 28: 326–330 (1974).

Sontag, Susan: Krankheit als Metapher. 4. Aufl. Fischer Taschenbuch Verlag, Frankfurt a.M. 1989 (= Fischer Taschenbuch 3823).

Westarp, Martin-Egon u. Hans-Peter Ditz: Synonyme der Medizin, alphabetisch und nach Fachgruppen geordnet. Jungjohann, Neckarsulm 1983.

Patientengerechte Arzneimittelinformation durch den Arzt. Hrsg. v. H. R. Vogel. Umschau, Frankfurt a.M. 1981 (= Schriftenreihe der Medizinisch-Pharmazeutischen Studiengesellschaft 8).

Patientengerechte Gebrauchsinformation für Arzneimittel. Entwicklung eines Modells. Hrsg. v. Hilmar Kienzl, Hellmuth Kleinsorge u. Harald P. Schaaf. Fischer, Stuttgart–New York 1987.

B. Terminologische Lehrbücher

Michler, Markwart u. Jost Benedum: Einführung in die medizinische Fachsprache. Medizinische Terminologie für Mediziner und Zahnmediziner auf der Grundlage des Lateinischen und Griechischen. 2. Aufl. Springer, Berlin–Heidelberg–New York 1981.

Porep, Rüdiger u. Wolf-Ingo Steudel: Medizinische Terminologie. Ein programmierter Kurs zur Einführung in die medizinische Fachsprache. 2. Aufl. Thieme, Stuttgart–New York 1983.

Wolf, Jörn Henning: Kompendium der medizinischen Terminologie. 1. Aufl., korrigierter Nachdruck. Springer, Berlin–Heidelberg–New York 1982 (= Heidelberger Taschenbücher 221).

Murken, Axel Hinrich: Lehrbuch der Medizinischen Terminologie. Grundlagen der ärztlichen Fachsprache. Kohlhammer, Stuttgart–Berlin–Köln–Mainz 1984.

Großgebauer, Klaus: Medizinische Fachsprache. Etymologisch-erklärende Einführung. Verlag f. angew. Wissensch., München 1988.

Cohen, Barbara L.: Medical terminology. An illustrated guide. Lippincott, Philadelphia 1988.

Cursus Latinus Medicinalis. Lateinisches Lehrbuch für Mediziner von einem Autorenkollektiv in der Sektion Fremdsprachen an der Humboldt-Universität Berlin. 4. Aufl. Verlag Enzyklopädie, Leipzig 1981.

Dilg, Peter u. Guido Jüttner: Pharmazeutische Terminologie. Die Fachsprache des Apothekers. 2. Aufl. Govi, Frankfurt a. M. 1975.

Beyer, Christian: Pharmazeutische und Medizinische Terminologie. Ein Wörterbuch mit Einführung für Studium und Praxis. 3. Aufl. Wissenschaftl. Verlagsges., Stuttgart 1990.

C. Sachwörterbücher

Pschyrembel, (Willibald): Klinisches Wörterbuch mit klinischen Syndromen und Nomina Anatomica. 256. Aufl. De Gruyter, Berlin–New York 1990.

Zetkin-Schaldach: Wörterbuch der Medizin. 7. Aufl. Hrsg. v. H. David. Bd. 1–2. Thieme, Stuttgart; dtv, München 1985.

Roche Lexikon Medizin. Hrsg. v. der Hoffmann-La Roche AG und Urban & Schwarzenberg. 2. Aufl. Urban & Schwarzenberg, München–Wien–Baltimore 1987.

Becher, Ilse, Albert Lindner u. Peter Schulze: Lateinisch-griechischer Wortschatz in der Medizin. 2. Aufl. Verlag Volk u. Gesundheit, Berlin; Fischer, Stuttgart 1989 (= Uni-Taschenbücher 1531).

Reallexikon der Medizin und ihrer Grenzgebiete. Bd. 1–6. Urban & Schwarzenberg, München–Berlin–Wien 1966–1977.

Handlexikon der Medizin. Hrsg. von Günter Thiele. Bd. 1–2. Urban & Schwarzenberg, München–Berlin–Wien 1980.

Skinner, Henry Alan: The origin of medical terms. 2. ed. Williams & Wilkins, Baltimore 1961. Reprint: Hafner, New York 1970.

Pschyrembel Wörterbuch Gynäkologie und Geburtshilfe. De Gruyter, Berlin–New York 1987.

Peters, Uwe Henrik: Wörterbuch der Psychiatrie und medizinischen Psychologie. Mit einem englischen und französischen Glossar. 4. Aufl. Urban & Schwarzenberg, München–Wien–Baltimore 1990.

Bauernfeind, Adolf u. Pramod M. Shah: Lexikon der Mikrobiologie und Infektiologie. Schattauer, Stuttgart–New York 1990.

Hoffmann-Axthelm, Walter: Lexikon der Zahnmedizin. 4. (9.) Aufl. Quintessenz, Berlin–Chicago–London (usw.) 1991.

Hunnius, (Curt): Pharmazeutisches Wörterbuch. 6. Aufl. Hrsg. v. Artur Burger u. Helmut Wachter. De Gruyter, Berlin–New York 1986.

Wörterbuch der Pharmazie. Bd. 1–4. Wiss. Verlagsges., Stuttgart 1981–1985.

Wörterbuch der Veterinärmedizin. Hrsg. v. Ekkehart Wiesner u. Regine Ribbeck. 3. Aufl. Bd. 1–2. Fischer, Jena–Stuttgart 1991.

D. Sprachwörterbücher

Elsevier's medical dictionary in five languages: English/American, French, Italian, Spanish, and German. Ed. by A. Sliosberg. 2. ed. Elsevier, Amsterdam–Oxford–New York 1975.

Lexicon medicum. Englisch, Russisch, Französisch, Deutsch, Lateinisch, Polnisch. Hrsg. v. Bołestawa Złotnicki. Polish Medical Publishers, Warschau; Schattauer, Stuttgart–New York 1971.

Veillon-Nobel: Medizinisches Wörterbuch. Dictionnaire médical. Medical dictionary. 6. Aufl. v. A. Nobel. Huber, Bern–Stuttgart–Wien 1977. – Spanisches Supplement 1972. – Italienisches Supplement 1976.

Europäisches medizinisches Wörterbuch. Deutsch, Englisch, Spanisch, Französisch, Italienisch. Schattauer, Stuttgart–New York 1991.

Bunjes, Werner E.: Medical and pharmaceutical dictionary. English–German. 4. ed. Thieme, Stuttgart–New York 1981.

Bunjes, Werner E.: Wörterbuch der Medizin und Pharmazeutik. Deutsch–Englisch. 3. Aufl. Thieme, Stuttgart–New York 1981.

Unseld, Dieter Werner: Medizinisches Wörterbuch der deutschen und englischen Sprache. Medical dictionary of the English and German languages. 9. Aufl. Wiss. Verlagsges., Stuttgart 1988.

Dressler, Stephan: Wörterbuch klinische Medizin. Deutsch–Englisch. Edition Medizin VCH, Weinheim–Basel–Cambridge–New York 1991.

Dressler, Stephan: Dictionary clinical medicine. English–German. Edition Medizin VCH, Weinheim–Basel–Cambridge–New York 1991.

Bosner, Ivan: Terminologia stomatologica polyglotta. Dizionario odontostomatologico in otto lingue: Latino, Inglese, Spagnolo, Tedesco, Francese, Italiano, Russo, Bulgaro. Elsevier, Milano–Roma 1991.

E. Die anatomische Nomenklatur

Nomina anatomica ... together with Nomina histologica ... Nomina embryologica ... 6. ed. Churchill Livingstone, Edinburgh–New York 1989.

Leutert, Gerald: Die anatomischen Nomenklaturen von Basel, Jena und Paris in dreifacher Gegenüberstellung. Edition Leipzig, Leipzig 1963.

Faller, Adolf: Die Fachwörter der Anatomie, Histologie und Embryologie. 29. Aufl. Bergmann, München 1978.

Hyrtl, Joseph: Onomatologia anatomica. Geschichte und Kritik der anatomischen Sprache der Gegenwart. Braumüller, Wien 1880. Nachdruck: Olms, Hildesheim–New York 1970.

F. Fachsprache der Naturwissenschaften

Wolff, Robert: Die Sprache der Chemie vom Atom bis Zyankali. Zur Entwicklung und Struktur einer Fachsprache. Dümmler, Bonn 1971 (= Mathematisch-naturwiss. Taschenbücher 11).

Hellwinkel, Dieter: Die systematische Nomenklatur der Organischen Chemie. Springer, Berlin–Heidelberg–New York 1974 (= Heidelberger Taschenbücher 135).

Fresenius, Philipp: Organisch-chemische Nomenklatur. 2. Aufl. Wiss. Verlagsges., Stuttgart 1983.

Werner, Fritz Clemens: Wortelemente lateinisch-griechischer Fachausdrükke in den biologischen Wissenschaften. 3. Aufl. Niemeyer, Halle/S. 1968. – Als Taschenbuch: Suhrkamp, Frankfurt a.M. 1972 (= suhrkamp taschenbuch 64).

Internationale Regeln für die zoologische Nomenklatur. Beschlossen vom XV. Internationalen Kongreß für Zoologie. Deutscher Text, ausgearb. v. Otto Kraus. 2. Aufl. Kramer, Frankfurt a. M. 1970 (= Senckenberg-Buch 51).

Vogellehner, Dieter: Botanische Terminologie und Nomenklatur. 2. Aufl. Fischer, Stuttgart–New York 1983.

International code of nomenclature of bacteria ... Ed. by S. P. Lapage, P. H. A. Sneath, E. F. Lessel et al. American Society for Microbiology, Washington 1975.

Gerlach, Walther: Die Sprache der Physik. Dümmler, Bonn 1962 (= Mathematisch-naturwiss. Taschenbücher 5).

Weizsäcker, Carl Friedrich von: Die Sprache der Physik. In: Sprache und Wissenschaft. Vandenhoeck & Ruprecht, Göttingen 1960, S. 137–153.

G. Klinische Fachsprache

Leiber, (Bernfried): Die klinischen Syndrome. Syndrome, Sequenzen, Symptomenkomplexe. 7. Aufl. Hrsg. v. Günter Burg, Jürgen Kunze, Dieter Pongratz (u. a.). Bd. 1: Krankheitsbilder. Bd. 2: Symptome. Urban & Schwarzenberg, München–Wien–Baltimore 1990.

Leiber, Bernfried u. Theodor Olbert: Die klinischen Eponyme. Medizinische Eigennamenbegriffe in Klinik und Praxis. Urban & Schwarzenberg, München–Berlin–Wien 1968.

Dictionary of medical eponyms. Ed. by B. G. Hirkin and J. A. Whitworth. Carnforth, Parthenon/N.J. 1987.

Handbuch der Internationalen Klassifikation der Krankheiten, Verletzungen und Todesursachen (ICD), 1979. 9. Revision. Bd. 1: Systematisches Verzeichnis. Hrsg. vom Bundesministerium für Jugend, Familie und Gesundheit. Deutscher Consulting-Verlag, Wuppertal 1970. – Internationale Klassifikation der Krankheiten, Verletzungen und Todesursachen (ICD) in der Fassung der vom Bundesministerium für Jugend, Familie und Gesundheit hrsg. 9. Revision. Bd. 2: Alphabetisches Verzeichnis. Kohlhammer, Köln–Stuttgart–Berlin–Mainz 1986.

SNOMED. Systematisierte Nomenklatur der Medizin. Hrsg. von Roger A. Côté. Deutsche Ausgabe bearb. von Friedrich Wingert. Bd. 1: Numerischer Index. Bd. 2: Alphabetischer Index. Springer, Berlin–Heidelberg–New York–Tokyo 1984. – Wingert, Friedrich: SNOMED-Manual. Springer, Berlin–Heidelberg–New York–Tokyo 1984.

Diagnosenschlüssel und Glossar psychiatrischer Krankheiten. Deutsche Ausgabe der internationalen Klassifikation der Krankheiten der WHO ICD (= International Classification of Diseases), 9. Revision, Kapitel V. Hrsg. von R. Degkwitz, H. Helmchen, G. Kockott, W. Mombour. 5. Aufl. Springer, Berlin–Heidelberg–New York 1980.

Diagnostisches und statistisches Manual psychischer Störungen. DSM-III. Übers. nach der amerikanischen 3. Aufl. Deutsche Bearb. und Einführung von K. Koehler u. H. Saß. Belz, Weinheim–Basel 1984.

Feer, H.: Die Sprache der Psychiatrie. Eine linguistische Untersuchung. Springer, Berlin–Heidelberg–New York–Tokyo 1987 (= Monographien aus dem Gesamtgebiete der Psychiatrie 48).

Medical English for German Doctors. Englisch für Mediziner. 2 Tonbandkassetten und Textbuch. Fischer, Stuttgart–New York 1982.

Gross, Peter: Medical English. Zweisprachige Texte zur Vorbereitung auf die klinische Auslandstätigkeit. Thieme, Stuttgart–New York 1989.

Guardiola, Pia Marina u. Ulrich F. Gruber: Wie sagt's der Arzt auf deutsch, französisch, italienisch, spanisch und englisch? Huber, Bern–Stuttgart–Toronto 1985.

Guardiola, Pia Marina u. Ulrich F. Gruber: Wie sage ich's den Patienten auf deutsch, türkisch, italienisch, spanisch und serbokroatisch? Huber, Bern–Stuttgart–Toronto 1986.

Neumann-Mangoldt, Peter: Der Arztbrief. Eine Fibel zum praktischen Gebrauch. 2. Aufl. Urban & Schwarzenberg, München–Berlin–Wien 1970.

Heckl, Reiner W.: Der Arztbrief. Eine Anleitung zum klinischen Denken. 2. Aufl. Thieme, Stuttgart–New York 1990.

Burg, Engelina von: Die schriftliche Arbeitssprache der Medizin. Eine linguistische Untersuchung am Beispiel der Krankengeschichte. Lang, Frankfurt–Bern–New York 1990 (= Europäische Hochschulschriften. Reihe 21: Linguistik, Bd. 80).

H. Abkürzungsverzeichnisse

Heister, Rolf: Lexikon medizinisch-wissenschaftlicher Abkürzungen. Mit einem Anhang: Abkürzungen medizinisch-naturwissenschaftl. Zeitschriftentitel. 2. Aufl. Schattauer, Stuttgart – New York 1985.

Heister, Rolf: Dictionary of abbreviations in medical science. Springer, Berlin – Heidelberg – New York (usw.) 1989.

Hamilton, Betty and Barbara Guidos: MASA. Medical acronyms, symbols and abbreviations. 2. ed. Neal-Schuman, New York 1988.

I. Zur Didaktik der medizinischen Fachsprache

Goldschmid, Marcel L.: The learning cell. An instructional innovation. In: Learning and development (Ontario) 2, No. 5: 1 – 6 (1971).

Kitchener, Karen G. and James C. Hurst: The student manual for education through student interaction. Rocky Mountain Behavioral Science Inst., Fort Collins 1972.

Berendt, Brigitte: Massenveranstaltungen – Varianten, Hauptprobleme, Lösungssätze. In: Massenveranstaltungen – Probleme und Lösungsansätze. Hrsg. v. Brigitte Berendt. Beltz Verlag, Weinheim – Basel 1987, S. 2 – 62.

Lohölter, Reinhard: Peer-teaching in a freshman course on medical terminology. In: Proceedings of the Fifth International Conference on Improving University Teaching. London 1979, pp. 785 – 795.

Siefert, Helmut: Medical terminology, a new course – curriculum development. Ibid., pp. 2021 – 2030.

Lohölter, Reinhard: Kleingruppenunterricht und studentische Unterrichtsevaluation in der ärztlichen Ausbildung und ihre Erprobung im Kursus der medizinischen Terminologie. Rer. med. Diss. Frankfurt a. M. 1983.

Lohölter, Reinhard: Kursus der medizinischen Terminologie: Stellung im Rahmen der ärztlichen Ausbildung – Gruppenunterricht – Unterrichtsevaluation. In: Medizinische Welt 35: 1074 – 1078, 1105 – 1109, 1137 – 1140 (1984).

Richter, Wolfgang: Der Anteil des Griechischen an den vorklinischen Nomenklaturen und die didaktischen Konsequenzen für die fachsprachliche Ausbildung von Medizinstudenten. In: Wiss. Zschr. d. Wilhelm-Pieck-Univ. Rostock. Gesellsch.- u. sprachwiss. Reihe 28: 145 – 150 (1979).

Reinhard Lohölter und Helmut Siefert

X. Gruppenarbeit im Kursus der medizinischen Terminologie Erläuterungen und Arbeitsanleitung

Seit dem Sommersemester 1978 werden am Frankfurter Fachbereich Humanmedizin im Kursus der medizinischen Terminologie (Gruppen von H. Siefert) Methoden des sog. "peer-teaching" eingesetzt (studentische Kleingruppenarbeit ohne aktives Eingreifen des Dozenten): die strukturierte Gruppendiskussion ("education through student interaction", ETSI) und den Partner-Unterricht ("learning-cell"). Organisatorische Voraussetzungen dafür sind nach unserer Erfahrung zweistündige Kurse mit jeweils 20 bis 30 Teilnehmern.

Unser hier vorgestelltes Kurskonzept sollte nicht im Sinne eines „Modells" mißverstanden werden. Es handelt sich zwar um einen – wie wir meinen – gelungenen, aber weiterhin entwicklungsfähigen Ansatz, den Kursus der medizinischen Terminologie durch didaktische und curriculare Maßnahmen attraktiver zu gestalten.

Die kontinuierliche studentische Unterrichtskritik mit Hilfe von Fragebögen (Beispiele siehe Anlage 1 und 2) hat gezeigt, daß durch diese Kleingruppenarbeit der Kurs im Vergleich zur herkömmlichen Vorlesungs- bzw. Seminarform zu einer eher positiven, motivierenden Erfahrung für Studenten und Dozent wurde.

Im folgenden stellen wir die Arbeitsunterlagen vor, die wir den Kursteilnehmern aushändigen (daher auch die unmittelbare Anrede der Studenten). Weitere Informationen kann der Interessierte den Literaturhinweisen entnehmen; außerdem stehen wir für weitere Auskünfte zur Verfügung:

Dipl.-Soz. Dr. rer. med. R. Lohölter, Didaktik der Medizin, Fachbereich Humanmedizin der J. W. Goethe-Universität, Theodor-Stern-Kai 7, 6000 Frankfurt am Main 70.

Prof. Dr. med. H. Siefert, Senckenbergisches Institut für Geschichte der Medizin, Fachbereich Humanmedizin der J. W. Goethe-Universität, Theodor-Stern-Kai 7, 6000 Frankfurt am Main 70.

A. Erläuterungen zur strukturierten Gruppendiskussion

Zu Beginn der Stunde teilt sich Ihr Kurs in Kleingruppen von sechs bis acht Teilnehmern, die anhand des beigefügten „Leitfadens" arbeiten sollen. Zu diesem Zweck bekommen Sie in der Stunde davor Arbeitsmaterial ausgehändigt bzw. genannt.
Wir empfehlen Ihnen, sich anhand des Leitfadens schriftlich (mit Durchschlag) zu Hause vorzubereiten. Ein Exemplar liefern Sie ohne namentliche Kennzeichnung zu Beginn des Unterrichts beim Dozenten zu dessen Information ab; das andere soll als Grundlage für die Kleingruppenarbeit dienen.
Der *Leitfaden* soll Ihnen die Lektüre und das Verständnis des Arbeitsmaterials erleichtern. Dabei empfehlen wir Ihnen folgendes Vorgehen:

1. das Lesen von Leitfaden und Text;
2. das Durcharbeiten des Textes anhand des Leitfadens, wobei Sie zu den jeweiligen Punkten Ihre Überlegungen *schriftlich* festhalten;
3. Durchsicht Ihrer Ausarbeitung im Hinblick darauf, ob die Punkte 1 bis 4 des Leitfadens erfaßt sind und Ihre persönliche Stellungnahme deutlich geworden ist.

Die von Ihnen erwartete Vorbereitung wird den üblichen Zeitaufwand nicht überschreiten (jeweils 1 bis 2 Stunden).
Um die Gruppendiskussion möglichst effektiv zu gestalten, einigt sich jede Kleingruppe zu Beginn auf einen *Diskussionsleiter,* der folgende Aufgaben hat:

1. er soll die aktive Teilnahme aller Mitglieder fördern;
2. er soll darauf achten, daß alle Punkte des Leitfadens ausführlich diskutiert werden;
3. außerdem soll er im anschließenden Plenum eine kurze Zusammenfassung der Resultate bzw. ungelösten Probleme der Kleingruppenarbeit geben.

Nach Beendigung der strukturierten Gruppendiskussion erfolgt die *Gruppenevaluation* (s. Anlage 1). Bitte beantworten Sie jeder für sich die beigefügten Fragen dieser Gruppenevaluation und sprechen Sie anschließend in der Gruppe darüber.
Bei einer Kurszeit von 90 Minuten gliedert sich der Unterricht in folgende Abschnitte:

1. strukturierte Gruppendiskussion	40 Minuten
2. Gruppenevaluation	10 Minuten
3. Plenum	40 Minuten

Leitfaden zur strukturierten Gruppendiskussion

1. **Zentrale Begriffe**
   Nennen Sie die zentralen Begriffe aus dem vorliegenden Arbeitsmaterial.

2. **Hauptthemen**
   Schreiben Sie in Ihren eigenen Worten eine kurze Zusammenfassung der zentralen Themenstellung(en) des Textes. Welche Argumente trägt der Autor vor? Wo sind die Nebenpunkte der Argumentation?

3. **Fragen**
   Notieren Sie Fragen zum vorliegenden Text. Was ist Ihnen an den zentralen Begriffen und Hauptthemen unverständlich oder unklar geblieben?

4. **Kritik**
   Formulieren Sie einige kritische Gedanken zum Text, und zwar auf der intellektuellen und auf der gefühlsmäßigen Ebene. Z. B.: Ist die Beweisführung korrekt? Sind die Schlußfolgerungen aus der Beweisführung abgeleitet? Wie ist Ihre persönliche Reaktion auf den Text bzw. auf bestimmte Thesen?

B. Erläuterungen zum Partner-Unterricht

Bitte arbeiten Sie bis zum nächsten Kurstag das Ihnen ausgehändigte bzw. genannte Arbeitsmaterial durch. Formulieren Sie bei Ihrer Vorbereitung *schriftlich etwa zehn Fragen;* sie sollten sich sowohl auf einzelne Termini als auch auf die wesentlichen inhaltlichen Argumentationen des Textes beziehen. Dabei soll es sich nicht nur um Fragen handeln, die Sie selber nicht beantworten können, sondern auch um Fragen, die Ihnen selbst zwar klar sind, Ihren Diskussionspartner aber zur Zusammenfassung wesentlicher Inhalte des Arbeitsmaterials anregen.

Liefern Sie bitte eine Kopie der Fragen ohne namentliche Kennzeichnung zu Beginn des Unterrichts beim Dozenten zu dessen Information ab.

Zu Beginn der Stunde teilt sich Ihr Kurs in Zweiergruppen. Innerhalb dieser Zweiergruppen stellt zunächst einer seine erste Frage, der andere versucht zu antworten. Wenn die Frage – soweit in der Zweiergruppe möglich – geklärt ist, stellt der andere seine erste Frage usw. In diesem Rollenwechsel von „Frager" und „Antworter" sollten Sie nach 30 bis 40 Minuten zum Abschluß gekommen sein.

Was Sie beim Partner-Unterricht nicht klären können, bringen Sie bitte ins anschließende Plenum ein.

Zum Abschluß der Unterrichtseinheit erfolgt die Evaluation (s. Anlage 2).

Anlage 1

Evaluation der heutigen strukturierten Gruppendiskussion

Datum: ....

Bewerten Sie jeder für sich die heutige Diskussion in der Kleingruppe im Hinblick auf die angegebenen sechs Dimensionen. Besprechen Sie anschließend in der Kleingruppe die Gründe Ihrer Einschätzung.

	stimmt genau						stimmt überhaupt nicht
A. **Aufgaben-Orientiertheit** Die Gruppenmitglieder blieben beim Versuch, das Material zu verstehen, „hart am Ball".	1	2	3	4	5	6	7
B. **Verständnis** Die Gruppe hat die Thematik in allen Einzelheiten verstanden.	1	2	3	4	5	6	7
C. **Teilnahme** Alle Gruppenmitglieder nahmen an der Diskussion teil.	1	2	3	4	5	6	7
D. **Zuhören** Alle Diskussionsbeiträge wurden von der Gruppe beachtet und verwertet.	1	2	3	4	5	6	7
E. **Klima der Beziehungen** Die Gruppenatmosphäre war freundlich und entspannt.	1	2	3	4	5	6	7

F. **Kommunikation von Gefühlen**

Die Gruppenmitglieder verständigten sich nicht nur über „Tatsachen", sondern auch über gefühlsmäßige Reaktionen. 1 2 3 4 5 6 7

Wie könnten Sie – als Gruppenmitglied – die nächste Sitzung verbessern?

Anlage 2

Evaluation der heutigen Unterrichtseinheit

Datum: ....

Heute war der Unterricht

aktivierend	3	2	1	0	1	2	3	lähmend
verständlich	3	2	1	0	1	2	3	unverständlich
demokratisch	3	2	1	0	1	2	3	autoritär
angenehm	3	2	1	0	1	2	3	unangenehm
koordiniert	3	2	1	0	1	2	3	unkoordiniert

Für den heutigen Kurs habe ich mich ca. . . . Stunde(n) vorbereitet.

Register

Die in den vorangegangenen Abschnitten zusammengestellten anatomischen Termini sowie die Wortstämme, Präfixe, Suffixe, Zahlwörter und Einzelbegriffe sind im Register vollständig verzeichnet, die Beispiele sind dagegen nicht berücksichtigt. Deren Bestandteile sind jedoch zum größten Teil über das Register leicht auffindbar. Querverweisungen sind, soweit es nützlich erscheint, ebenfalls aufgenommen.